Mit freundlicher Empfehlung

GANZONI & CIE AG
Gröblistrasse 8
CH-9014 St.Gallen

Wolfgang Hach
Viola Hach-Wunderle

Die Rezirkulationskreise der primären Varikose

Pathophysiologische Grundlagen
zur chirurgischen Therapie

Mit 99, überwiegend farbigen Abbildungen

Springer-Verlag
Berlin Heidelberg New York London Paris
Tokyo Hong Kong Barcelona Budapest

Professor Dr. med. Wolfgang Hach
Ärztlicher Direktor

Priv.-Doz. Dr. med. Viola Hach-Wunderle
Chefärztin der Abteilung für Innere Medizin

William Harvey Klinik
Am Kaiserberg 6
61231 Bad Nauheim

ISBN 978-3-662-00878-2   ISBN 978-3-662-00877-5 (eBook)
DOI 10.1007/978-3-662-00877-5

CIP-Eintrag beantragt.

© Springer-Verlag Berlin Heidelberg 1994
Softcover reprint of the hardcover 1st edition 1994

Grafik-Design: Stefan Platen AGD, 61169 Friedberg 3
Texterfassung: G. Kristel, P. Wiebóries
Redaktion, Umbruch: W. Hach, V. Hach-Wunderle, S. Platen
Composing, Lithographie: Online Atelier, 63065 Offenbach
Fotos: W. Hach, V. Hach-Wunderle, P. Materna

SPIN: 10472453   21/3130-5 4 3 2 1 0 – Gedruckt auf säurefreiem Papier

Vorwort

Die primäre Varikose gilt in den Industriestaaten der westlichen
Prägung als eine Volkskrankheit. Nach den modernen epidemiologischen
Studien beträgt die Prävalenz einer leichtgradigen Erkrankung bei
Erwachsenen 25-50%, einer fortgeschrittenen Varikose 5-15% und des
Ulcus cruris 1-4%; nur 20-50% der Bevölkerung ist demnach venen-
gesund (Dinkel 1989, 1993). Entsprechend liegen die finanziellen Aufwen-
dungen für Diagnostik und Therapie der Venenkrankheiten an der Spitze
des sozialmedizinischen Budgets; in der Bundesrepublik Deutschland sind
die jährlichen Ausgaben für Venenleiden beispielsweise zwischen 1980 und
1990 von 1,3 auf 2 Milliarden DM angestiegen. Schon daraus ist die große
Bedeutung der venösen Durchblutungsstörungen in der heutigen Zeit zu
ersehen.

Die Möglichkeiten zu einer differenzierten Abklärung der venösen
Krankheitsbilder und damit auch zu einer adäquaten Therapie wurden
durch die Einführung der bildgebenden Untersuchungsverfahren grund-
legend erweitert. Erfolge und Mißerfolge von verschiedenen Behandlungsarten lassen sich heute individuell beurteilen. Im besonderen trifft das
natürlich auf die Indikationsstellung zur chirurgischen Therapie der
primären Varikose zu. Mit dem theoretischen Konzept der Rezirkulationskreise wurde dafür eine allgemeingültige Basis gefunden. Durch die Ein-
ordnung eines bestimmten Krankheitsbildes in den zugehörigen Rezirkulationskreis sind die Minima und Maxima der operativen Strategie
vorgegeben und für Arzt, Patient sowie für jeden dritten Beobachter
nachvollziehbar.

Der Firma Sigvaris®/Ganzoni in St. Gallen, Schweiz, kommt das große
Verdienst zu, eine zusammenfassende Darstellung des Konzepts der Rezirkulationskreise angeregt und die Veröffentlichung finanziell ermöglicht
zu haben. Die Erklärung der theoretischen Grundlagen erforderte zahlreiche schematische Zeichungen; im Vordergrund des Buches stehen aber die
stilisierten Operationsszenen. Die aufwendigen Arbeiten hat der Grafiker
Stefan Platen, Friedberg/Hessen, in hervorragender Weise ausgeführt.

Durch das großzügige Zugeständnis des reichen Bildmaterials und von
Farbdrucken wird dem Leser eine durchaus ästhetische Lektüre angeboten.
Alle Wünsche der Autoren sind in Erfüllung gegangen. Dafür bedanken
wir uns ganz herzlich bei der Firma Ganzoni.
Der Springer-Verlag hat die Ausgabe in der gewohnten hohen Qualität
innerhalb kurzer Zeit bewerkstelligt. Dafür sprechen wir allen Mitarbeitern
unseren herzlichen Dank aus.

Die Röntgenbilder in der modernen digitalen Technik hat unser Mit-
arbeiter Dr. Heino Meents, Bad Nauheim, freundlicherweise zur Verfügung
gestellt. Das Stichwort-Verzeichnis legte Frau Dr. Heike Russell an.
Die vielfältigen schriftlichen Arbeiten führten unsere Sekretärinnen Frau
Petra Wiebóries und Frau Gabriele Kristel aus. Ihnen allen möchten wir
an dieser Stelle noch einmal ganz herzlich für ihr Engagement danken.

Wolfgang Hach
Viola Hach-Wunderle

Inhalt

Jede Krankheit der peripheren Venen verursacht zunächst Störungen der Makrozirkulation, die entweder das extra- oder das intrafasziale Venensystem bevorzugen oder beide im gleichen Ausmaß betreffen. Hierzu gehören vor allem die akute tiefe Bein- und Beckenvenenthrombose sowie das postthrombotische Syndrom, weiterhin die Dysplasien des Gefäßsystems und die primäre Varikose.

Die genannten Krankheitsgruppen führen in Abhängigkeit von ihrer Ausprägung zu pathologischen Veränderungen der regionalen Kreislaufdynamik, die sich schließlich auf die Endstrombahn im Sinne von *Mikrozirkulationsstörungen* auswirken. Das klinische Korrelat heißt *chronisch-venöses Stauungssyndrom (= chronisch-venöse Insuffizienz)*; es umfaßt einen typischen Symptomenkomplex mit lokalem Ödem, Dermatolipofasziosklerose, Atrophie blanche und Ulcus cruris.

Zu den Untersuchungsmethoden der *Makrozirkulation* gehören heute die bildgebenden Verfahren der Phlebographie und Sonographie sowie die Bestimmung von Parametern der Kreislauffunktion. Wichtige therapeutische Prinzipien sind die Sklerosierung, die Kompressions- und Pharmakotherapie sowie die chirurgischen Eingriffe am Venensystem.

Im Gegensatz zur Beurteilung der Makrozirkulation werden für die Charakterisierung von Mikrozirkulationsstörungen aufwendige Meßmethoden wie die Kapillarmikroskopie, die transkutane Sauerstoff-Druckmessung, die Laser-Doppler-Fluxmetrie sowie analytische Verfahren der Lymphkinetik benötigt. Die konservative Therapie gehört hauptsächlich in den Zuständigkeitsbereich der Dermatologie. Die modernen operativen Eingriffe an der Fascia cruris sind den schweren Krankheitsfällen vorbehalten.

Die Chirurgie der Fascia cruris ist ein Neuland der operativen Medizin. Es fehlen noch grundlegende anatomische und pathophysiologische Bearbeitungen, um die Effekte der Paratibialen Fasziotomie und der Kruralen Fasziektomie in allen Einzelheiten zu klären. Die modernen Erkenntnisse zur Pathophysiologie des Ulcus cruris (S. 55) und von histomorphologischen Veränderungen der Faszie beim chronisch-venösen Stauungssyndrom (S. 56) deuten an, daß hier die Forschung erst am Anfang steht.

Das vorliegende Buch handelt im ersten Teil die Makrozirkulationsstörungen der primären Varikose ab. Im zweiten Teil geht es auf die Mikrozirkulationsstörungen ein, die sich bei allen Krankheiten des Venensystems, also auch bei den dekompensierten Rezirkulationskreisen, einheitlich als chronisch-venöses Stauungssyndrom darstellen.

Die Kulturgeschichte der wissenschaftlichen abendländischen Medizin und damit auch der systematischen Behandlung von Venenkrankheiten begann in Griechenland mit den berühmten Schulen zu Kos und zu Knidos im 5. Jahrhundert a. Chr. n. In seinem Buch Περὶ ἑλκῶν (*De vulneribus s. ulceribus*)

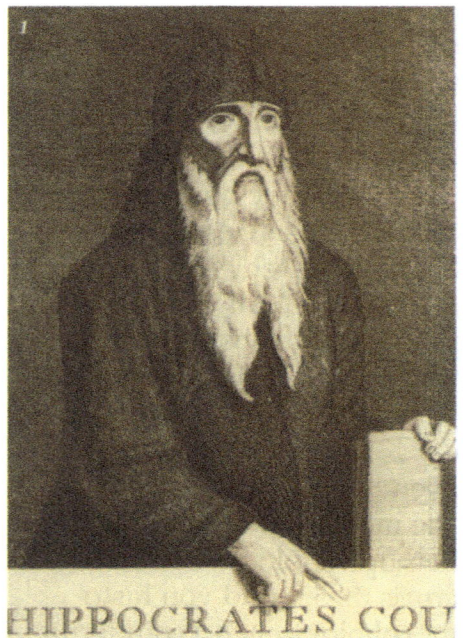

empfahl **Hippokrates** (460–377 a.Chr.n.), bei Anschwellungen der Füße ziemlich tiefe Skarifikationen vorzunehmen und Varizen von Zeit zu Zeit anzustechen. Über eine chirurgische Therapie ist bei Hippokrates (Abb. 1) nichts bekannt.

Die erste ausführliche Beschreibung der Operationstechnik von Krampfadern stammt von dem Römer **Aulus Cornelius Celsus** (um 40 a.Chr.n. bis etwa 25 p.Chr.n.). Seine Schrift *De re medica libri VII* wurde 1443 in einer kleinen Kirche bei Mailand aufgefunden und dann in zahlreichen Ausgaben nachgedruckt. Celsus (Abb. 2) beschrieb die Freilegung der Varize, ihre Verschorfung mit dem Glüheisen sowie die Exstirpation:

At exciditur hoc modo: cute eadem ratione super venam incisa, hamulo orae excipiuntur; scalpelloque undique a corpore vena diducitur; caveturque, ne inter haec ipsa laedatur; eique retusus hamulus subjicitur; interpositoque eodem fere spatio, quod supra positum est, in eadem vena idem fit: quae, quo tendat, facile hamulo extento cognoscitur. Ubi jam idem, quacumque varices sunt, factum est, uno loco adducta per hamulum vena praeciditur: denique, qua proximus hamus est, attrahitur et evellitur; ibique rursus abscinditur. Ac sic undique varicibus crure liberato, plagarum orae committuntur, et super emplastrum glutinans injicitur.

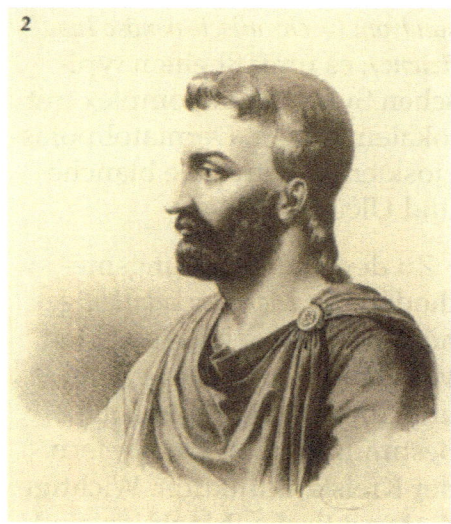

Die Vene wird auf folgende Weise entfernt: Sobald die Haut über dem Gefäß inzidiert ist, werden die Ränder mit einem Häkchen hochgehoben; die Vene läßt sich mit einer Lanzette von allen Seiten aus dem Situs herauspräparieren. Man muß sich in acht nehmen, sie dabei nicht zu verletzen. Mit einem stumpfen Häkchen wird sie unterfahren. Nachdem so ein Zwischenraum entstanden ist, geschieht das gleiche am nächsten Gefäßabschnitt.

Abb. 1
Hippokrates.
Unsignierter Kupferstich

Abb. 2
Aulus Cornelius Celsus

Der Verlauf der Vene läßt sich leicht durch Anziehen des Häkchens erkennen. Wo immer nur Varizen vorliegen, werden sie mit Hilfe des Häkchens angespannt: Und endlich wird das Gefäß, das dem Haken am nächsten ist, straff angezogen und extrahiert; dann schneidet man es ab. Nachdem der Unterschenkel auf diese Weise allseits von Varizen befreit ist, werden die Wundränder adaptiert und darüber ein festschließendes Pflaster aufgebracht.

Eine bekannte Kasuistik teilte der römische Schriftsteller **Caius Plinius major** (23 - 79 p. Chr. n.) mit: *Varices in cruribus viro tantum, muliere raro. C. Marium, qui septiens consul fuit, stantem sibi extrahi passum unum hominum Oppius auctor est.*

Männer haben am Unterschenkel beträchtliche Krampfadern, Frauen seltener. C. Marius, der siebenmal Konsul war, ließ sich von Oppius die Krampfadern in stehender Körperhaltung operieren.

Die genaue Überlieferung einer Krampfaderoperation im 17. Jahrhundert ist im *Armamentarium chirurgicum* des **Joannes Scultetus Ulmensis** (1595 - 1640) enthalten. Die Technik hatte Scultetus von seinem Lehrer Spighelius in Padua erlernt (Abb.3). In der Übersetzung heißt es:

...Figur 3 zeigt eine chirurgische Krampfaderbehandlung, wie sie Hieronymus Fabricius vorschlägt. Die Durchschneidung der Krampfadern ist für die Deutschen (im Vergleich zu den Italienern) jedoch schauerlich, sie neigen schnell zu Komplikationen. Während ich in Padua studierte, habe ich im Krankenheim des Heiligen Franciscus einen Bauern gesehen, der an schmerzhaften Krampfadern am Unterschenkel litt und die in der Abbildung gezeigte chirurgische Behandlung durch Hadrianus Spigelius mit bestem Erfolg überstand.

Ich habe meinerseits in Nachahmung dieses Arztes die gleiche Operation ein einziges Mal an einem Patienten in meiner Heimatstadt versucht, wobei ich zuerst den Unterschenkel aufschnitt, dann die variköse Vene präparierte, beide Enden mit einem Faden abband, das Gefäß mit einem Haken hochhob und in der Mitte quer durchtrennte. Aber durch einen Fehler des Patienten, nämlich durch übermäßige Bewegung, die keinesfalls vor Abheilung der Wunde hätte erfolgen dürfen, entstand eine Entzündung, die den Kranken sehr mitnahm; sie verhinderte, daß der Erfolg meinen Voraussagen entsprach. Deshalb äußerten der Patient und seine Eltern wiederholt den Wunsch, die besagte Entzündung möge von ihrem Sohn auf mich überspringen und mich quälen. Nachdem ich nun einmal diesen Schiffbruch meines Ruhmes erlebt habe, behandele ich Patienten, die an Krampfadern leiden, entweder nur mit Beinbinden, die aus Hundsleder gefertigt sind, oder ich verwende die üblichen Salben.

Abb. 3
Armamentarium chirurgicum des Joannes Scultetus Ulmensis anno 1666. De modo varices sectione curandi

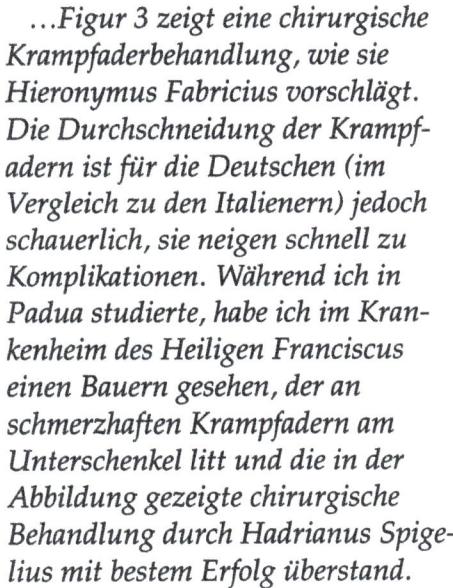
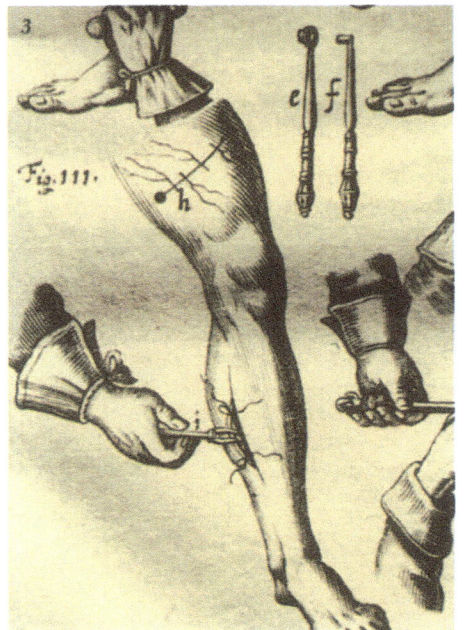

Vor Einführung der Anaesthesie durch den Bostoner Zahnarzt William Morton (1846) und der Antisepsis durch den Londoner Chirurgen Joseph Lister (1867) wurde eine Reihe verschiedener Operationsmethoden zur Ausschaltung von Varizen im Bereich des Unterschenkels erfunden. Sie alle verfolgten das Prinzip, die Krampfader so zu malträtieren, daß es durch eine Thrombosierung zum Gefäßverschluß kam. Oft genug traten anschließend Blutungen und eine septische Infektion mit tödlichem Ausgang auf. Jedes Verfahren wurde deswegen immer nur an wenigen Patienten vorgenommen und bald wieder aufgegeben.

A. Bardeleben (1859) hat die einzelnen Verfahren in seinem *Lehrbuch der Chirurgie und Operationslehre* beschrieben: Scultetus, Parè, Dupuytren und andere Chirurgen legten die Krampfader frei und unterbanden sie; die Wunden wurden offengelassen. Delpech fügte noch ein Feuerschwämmchen unter das Gefäß, um die Lädierung zu erhöhen. Fricke versuchte mit dem Durchzug des Haarseils eine Thrombophlebitis zu erzeugen (Abb. 4 a). Velpeau (Abb. 4b) sowie Sanson (Abb. 4 c) induzierten Drucknekrosen durch umschlingende Nähte oder eine verschließbare Pinzette. Startin zog einen dicken Streifen von vulkanisiertem Kautschuk um den Unterschenkel herum.

Die Kauterisation mit dem Glüheisen hielt sich vom Mittelalter bis in die Neuzeit und wurde später durch die Elektrokoagulation abgelöst. Einen ähnlichen Effekt hat die Anwendung der Wiener Ätzpaste durch Bérard (1842) erreicht; die Paste wurde zwanzig Minuten lang über dem Verlauf der V. saphena magna am Oberschenkel aufgetragen und führte zur tiefen Gewebsverätzung einschließlich der Vene. Der Schorf löste sich erst nach Monaten ab und verursachte dann mitunter schwere Blutungen. Die Pasta caustica Viennensis bestand aus Ätzkalk und Ätzkali, die mit Spiritus zu einem dicken Brei verrührt wurde.

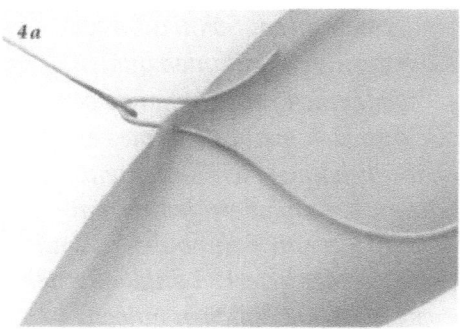

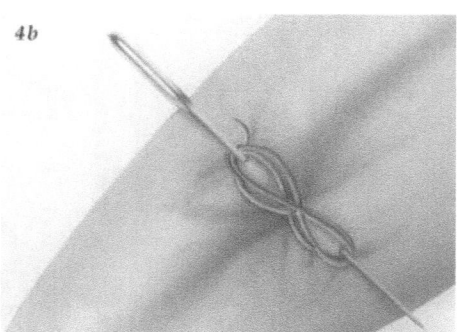

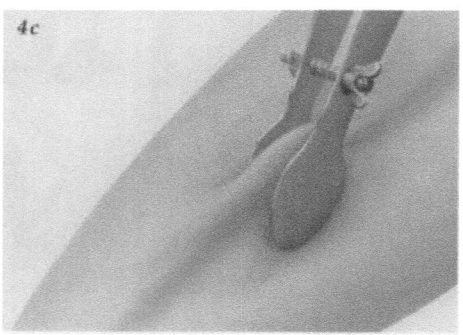

Abb. 4
Operationsmethoden der Krampfadern aus der 1. Hälfte des 19. Jahrhunderts

a: Haarseilmethode von Fricke (1790-1841, Hamburg). Durchzug eines geölten Fadens mit Nähnadel durch die Krampfader. Das Haarseil blieb längere Zeit liegen

b: Acufilupressur nach Velpeau (1795-1867, Berlin). Hochziehen der Krampfader und Unterzug einer Stecknadel. Achtertouren des Fadens, der 48 Stunden belassen wurde. Haut- und Gewebsnekrosen

c: Druckbrand-Verfahren nach Sanson. Einklemmung der Haut mitsamt der Krampfader in eine Pinzette mit Schraubverschluß. Wechsel alle 24 Stunden. Haut- und Gewebsnekrosen

Abb. 7 (Seite 13)
Operationsmethode nach Madelung (1884). Exzision der Krampfadern durch ausgedehnte Schnittführungen am Unterschenkel

Abb. 5
Privatkreislauf nach Trendelenburg (1891): „In der Verbindung xx wird das Blut abgesaugt werden. Es wird nicht ausbleiben können, dass das Blut aus dem Reservoir der gefüllten Saphena nachfliesst und dass es sich in diesem Falle sozusagen um einen privaten Kreislauf der unteren Extremität handelt"

Abb. 6
Stripping der Vena saphena magna. Operationszeichnung aus der Arbeit von Babcock 1907

Eine neue Ära in der Therapie der primären Varikose begann mit dem gedanklichen Konzept des Trendelenburgschen Privatkreislaufs. **Friedrich Trendelenburg** (1844 - 1924) war Ordinarius für Chirurgie an den Lehrkanzeln in Rostock, Bonn und Leipzig. Er prägte den Spruch *Meister ist, wer was ersann.*

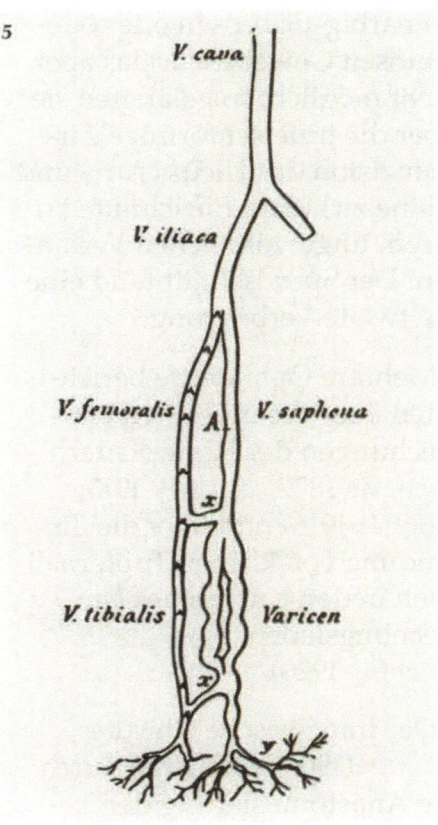

5

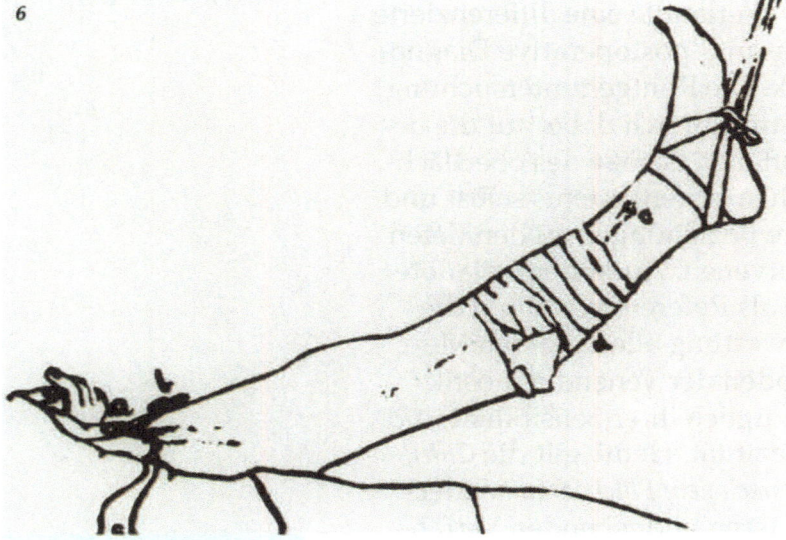

6

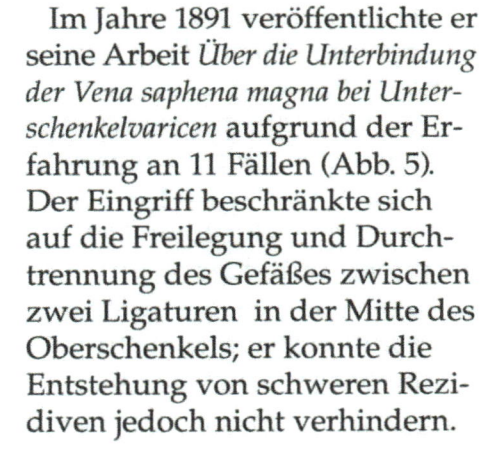

7

Im Jahre 1891 veröffentlichte er seine Arbeit *Über die Unterbindung der Vena saphena magna bei Unterschenkelvaricen* aufgrund der Erfahrung an 11 Fällen (Abb. 5). Der Eingriff beschränkte sich auf die Freilegung und Durchtrennung des Gefäßes zwischen zwei Ligaturen in der Mitte des Oberschenkels; er konnte die Entstehung von schweren Rezidiven jedoch nicht verhindern.

Neben Trendelenburgs Methode wurden andere chirurgische Prinzipien zur Behandlung der Varikose entwickelt. Hervorzuheben ist die direkte Exstirpation der ganzen Vene (Abb. 7) von langen Hautschnitten aus (**Madelung** 1884).

Im Jahre 1907 gab der Amerikaner **W.W. Babcock** seine Methode des Stripping der Vena saphena magna bekannt. Babcock war Ordinarius für Chirurgie in Philadelphia. Er erfand eine spezielle Sonde, mit der sich die Vena saphena magna vom Knöchel bis zur Leiste extrahieren ließ (Abb. 6).

In Europa setzte sich das Verfahren nur zögernd durch; hier spielte anfangs des Jahrhunderts noch die Kriegschirurgie eine vorherrschende Rolle, und für die schwersten Fälle des chronisch-venösen Stauungssyndroms galt der Spiralschnitt von **Friedel** und **Rindfleisch** (1908) als Operation der Wahl (Abb. 81). Die Autoren strebten prinzipiell die komplette Entfernung jeder Krampfader an;

im narbig-ulzerösen oder öde-
matösen Gewebe war das aber
nicht möglich; so gelangten sie
über die hufeisenförmige Zir-
kumzision des Ulcus cruris und
kleine zirkuläre Einschnitte zu
ihrem ungewöhnlichen Verfahren. Der Spiralschnitt fand eine
weltweite Verbreitung.

Mehrere Operateure berich-
teten über die multiplen Um-
stechungen der Krampfadern
(Schede 1877, Kuzmik 1913,
Kocher 1916) und über die Ein-
bindung von kleinen Tupferbäll-
chen in den Knoten des Um-
stechungsfadens (Schede 1877,
Flörken 1920).

Der französische Chirurg
Delbet (1906) versuchte durch
die Anastomosierung der
V. saphena magna mit der
V. femoralis superficialis in den
Privatkreislauf funktionstüchtige Venenklappen einzuschal-
ten und den retrograden Blutstrom damit zu unterbrechen.
Er selbst nahm den Eingriff an
25 Patienten vor und erzielte
gute Resultate. Wegen der
schwierigen Operationstechnik
gelangte das Verfahren aber insgesamt nur 49 mal zur Anwendung (Hesse u. Schaack 1911).

Letztendlich waren Erfolg
oder Mißerfolg aller dieser
Operationsmethoden weder
vorauszusehen noch retrospek-
tiv zu objektivieren, denn es
stand kein Untersuchungsverfahren für die objektive Beurteilung der Krankheit zur Verfügung. Die Diagnostik der
Venenkrankheiten beschränkte
sich früher auf die Erhebung
des klinischen Befundes und

allenfalls noch auf die Auswer-
tung von globalen Meßergeb-
nissen. Die Indikation zur kon-
ventionellen Phlebographie
wurde allein zum Nachweis
oder Ausschluß von Schäden
am tiefen Venensystem gesehen.

Erst die routinemäßige Einführung der aszendierenden
Preßphlebographie (Hach 1973,
1974) erlaubte eine differenzierte
prä- und postoperative Diagnostik. Die Röntgenuntersuchung
erstreckte sich dabei auf die be-
troffenen Gefäße des oberflächlichen Venensystems selbst und
ihre Beziehungen zu den tiefen
Leitvenen. Außerdem erlaubte
sie als Referenzverfahren die
Bewertung aller anderen Methoden der Venendiagnostik
bezüglich ihrer Sensibilität und
Spezifität. Heute gilt die *Chirurgie nach dem Phlebogramm* oder
anderen bildgebenden Verfahren als aktuelles Konzept für
die operative Behandlung der
primären Varikose. Die aszendierende Preßphlebographie
steht demnach ganz im Mittel-
punkt einer modernen Betrach-
tung der Venenchirurgie. Der
Operateur muß sich *selbst* in
die Lage versetzen, die Röntgenbilder mit höchster fachlicher
Kompetenz zu beurteilen und
seine Erkenntnisse in die Strategie der Operation einzubringen.
An diesem Kernpunkt werden
auch zukünftig die Erfolge oder
Mißerfolge in der Behandlung
von Rezirkulationskreisen vor-
programmiert und letztendlich
entschieden.

Abb. 8
Schematische Darstellung von vielfältigen Längs- und Querverbindungen der Bein- und Beckenvenen mit Betonung der Hauptachsen. Normale Reduzierung des Gefäßnetzes in der Knie- und Leistenregion

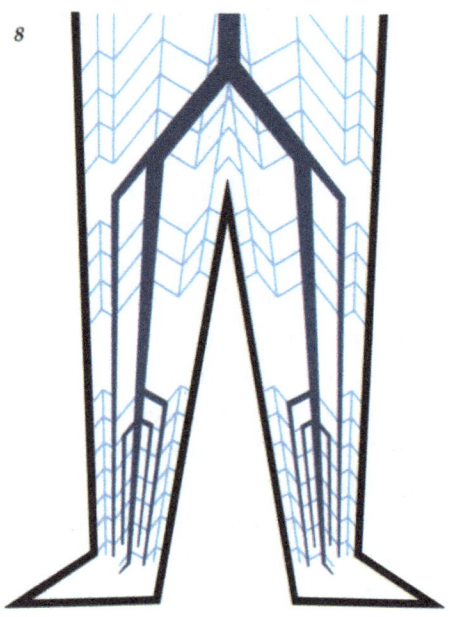

Alle Venen der unteren Extremität stehen durch größere oder kleinere Gefäße direkt miteinander in Verbindung. Sie bilden ein Netzwerk, in dem sich einzelne Achsen hervorheben (Abb. 8). Daraus erklären sich die vielfältigen Möglichkeiten der anatomischen Variation, aber auch die hämodynamischen Reaktionen des gesamten Gefäßsytems der Extremität auf krankhafte Vorgänge in einer bestimmten Region. Einerseits verursacht die tiefe obturierende Venenthrombose eine Erweiterung der oberflächlichen Gefäße (Signalvenen) durch die Einschaltung von Kollateralkreisläufen; andererseits führt die Stammvarikose im Laufe der Zeit zu schweren Veränderungen der V. poplitea und der V. femoralis infolge der Überlastung durch die großen rezirkulierenden Blutvolumina (sekundäre Leitvenen-Insuffizienz). Thrombosen treten in 19.6 % der Fälle vom oberflächlichen auf das tiefe Venensystem (Prountjos et al 1991) und in 77 % umgekehrt von den tiefen auf die oberflächlichen Gefäße über (Welger u. Müller 1988). Trotzdem erscheint die Unterteilung der Beinvenen in extra- und intrafasziale Systeme aus theoretischen und praktischen Erwägungen weiterhin berechtigt.

Sowohl in pathophysiologischer Hinsicht als auch für chirurgische Belange kommt der Knie- und der Leistenregion die größte Bedeutung zu. Hier muß sich der Blutstrom auf wenige Gefäße konzentrieren, denn gelenküberbrückende

Seitenäste oder Muskelvenen gibt es kaum. In der Kniekehle münden die V. saphena parva mit ihrem Seitenast, der V. femoro-poplitea, und die Venen der Wadenmuskulatur in die V. poplitea ein; in der Leistenbeuge führen die V. saphena magna und ihre Seitenäste sowie das mächtige Profunda-System zur V. femoralis communis hin.

An den genannten Engstellen der Extremität befinden sich auch wichtige Arterien und Nervenaufzweigungen sowie Lymphgefäße und Lymphknoten. Der Chirurg muß deshalb über die Einzelheiten der Anatomie und Physiologie in diesen Körperbereichen genau informiert sein. Für die präoperative Diagnostik stehen heute die Phlebographie und die Duplex-Sonographie zur Verfügung; sie garantieren besonders bei kombinierter Anwendung eine optimale bildliche Dokumentation der vorliegenden morphologischen Verhältnisse.

Anatomische Grundlagen im Phlebogramm

Von den verschiedenen methodischen Varianten der Phlebographie erlaubt die **aszendierende Preßphlebographie** eine umfassende Beurteilung der hämodynamisch wichtigen Bein- und Beckenvenen (Hach und Hach-Wunderle 1994). Sie liefert dem Venenchirurgen eine verläßliche morphologische Grundlage für die Planung seiner Operation. Am Phlebogramm lassen sich aber auch zu einem späteren Zeitpunkt alle Entscheidungen zur Indikation eindeutig nachvollziehen. Allerdings müssen an die Ausbildung und die Erfahrung des Röntgenologen hohe Ansprüche gestellt werden.

Die aszendierende Preßphlebographie findet in der entspannten Hängelage des Patienten auf dem Röntgentisch statt (Abb.9).

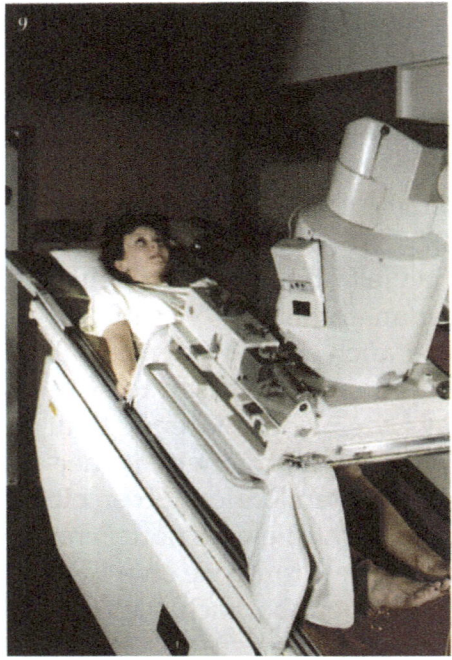

Abb. 9
Aszendierende Preßphlebographie. Position des Patienten in der entspannten Hängelage. Manuelle Injektion des Kontrastmittels über eine Schlauchverbindung in die Vene am Fußrücken bei Kompression in Knöchelhöhe

Dabei befindet sich die venöse Strömungsdynamik in der günstigen diastolischen Phase II des Zyklus nach Arnoldi (1964). Das Blut fließt in den tiefen Leitvenen mit einem langsamen Steady-Flow ab, die Venenklappen sind offen (Abb. 10).

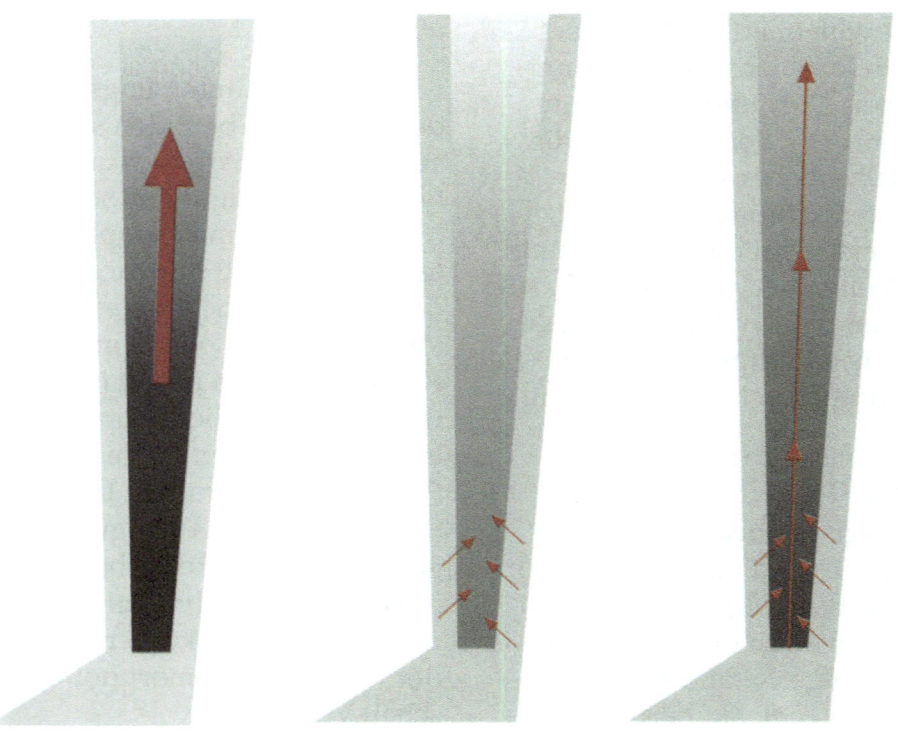

Abb. 10 a-c
Zyklus der venösen Strömungsdynamik nach Arnoldi (1964)

a: Systole: Wadenmuskelkontraktion; schwallartiger Abfluß des Blutes aus den tiefen Leitvenen; Klappen der Leit- und Muskelvenen offen, der Vv. perforantes geschlossen

b: Diastole I.: Auffüllung des tiefen Venensystems aus den oberflächlichen Gefäßen; Klappen der Leit- und Muskelvenen sowie der Vv. perforantes geöffnet

c: Diastole II.: Langsamer Steady-Flow im tiefen Venensystem; Klappen der Leit- und Muskelvenen offen, ebenso der Vv. perforantes

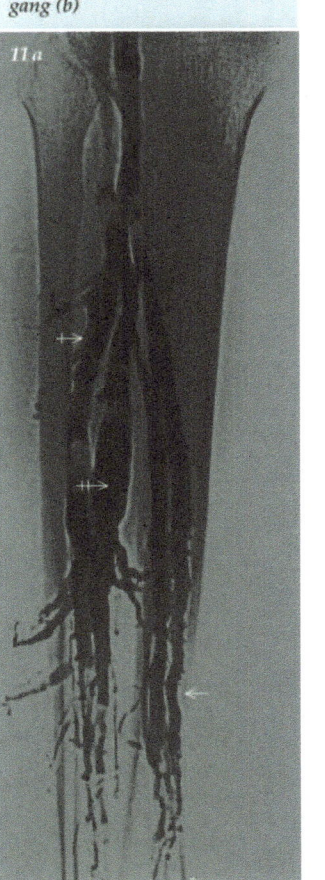

*Abb. 11 a und b
Tiefe Leitvenen des Unterschenkels.
Doppelte Anlegung der Vv. tibiales posteriores (→). V. tibialis
anterior einfach (↔ mit Aufnahme von mehreren Vv. perforantes. Physiologische Phlebektasie der V. fibularis(↔→). Darstellung durch aszendierende Preßphlebographie bei Innenrotation
(a) und im seitlichen Strahlengang (b)*

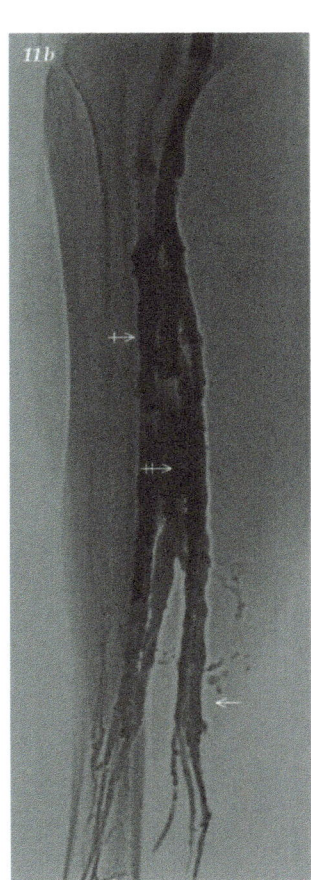

Vom untersuchenden Arzt wird die Kontrastmittelsäule etagenweise in die proximalen Gefäßregionen dirigiert. Durch das höhere spezifische Gewicht tropft Kontrastmittel im Überlaufverfahren retrograd auch in die Nebenschlußregionen ab und erlaubt dadurch die Darstellung der Muskelvenen. Mit der Anwendung des Valsalva-Tests läßt sich anschließend die Klappenfunktion überprüfen. Unter dem Preßversuch werden auch die insuffizienten transfaszialen Kommunikationen nachweisbar, die für die Entwicklung der Rezirkulationskreise und damit für die Indikationsstellung zur Operation von grundlegender Bedeutung sind.

Bei Verwendung der modernen nicht-ionischen Kontrastmittel und strenger Beachtung von Kontraindikationen ist die Phlebographie heute nur noch mit einem minimalen Risiko von Nebenwirkungen belastet. Die Untersuchung läuft so gut wie schmerzlos ab und dauert kaum länger als 2 Minuten. Auch die Strahlenbelastung darf bei ausreichender Routine des Röntgenologen vernachlässigt werden. Die präoperative Phlebographie trägt entscheidend dazu bei, daß der Chirurg einerseits den Eingriff auf das notwendige Minimum begrenzt, andererseits aber auch erforderliche Sanierungen nicht aus diagnostischer Unkenntnis übersieht.

Intrafasziale Leitvenen

Die *Vv. tibiales posteriores* und *anteriores* sind in der Regel doppelt angelegt und zeigen einen dichten Klappenbesatz.

Die *V. fibularis* erscheint meistens solitär und läßt sich an ihrer regionären Phlebektasie identifizieren (Abb. 11).

Die *V. poplitea* weist manchmal eine Dopplung oder Dreiteilung auf. Sie nimmt die Venen aus den beiden Bäuchen des M. gastrocnemius und die V. saphena parva auf (Abb. 12). In der Regel enthält sie zwei Klappen. Im Adduktorenkanal geht sie gradlinig oder mit einem flachen Bogen in die *V. femoralis superficialis* über, die mit zwei bis drei Venenklappen besetzt ist.

In die *V. femoralis communis* münden die V. profunda femoris und die V. saphena magna ein. Oberhalb des Leistenbandes beginnen die Beckenvenen.

Muskelvenen

Die Muskelvenen werden wegen ihrer besonderen Hämodynamik im Rahmen der peripheren Venenpumpen und wegen ihrer klinischen Bedeutung als Entstehungsort von Thrombosen beachtet. Am Unterschenkel sind die *Soleus*- und die *Gastroknemius-Venen* zu beurteilen. Die Venen der Oberschenkelmuskulatur münden hauptsächlich in die *V. profunda femoris* ein.

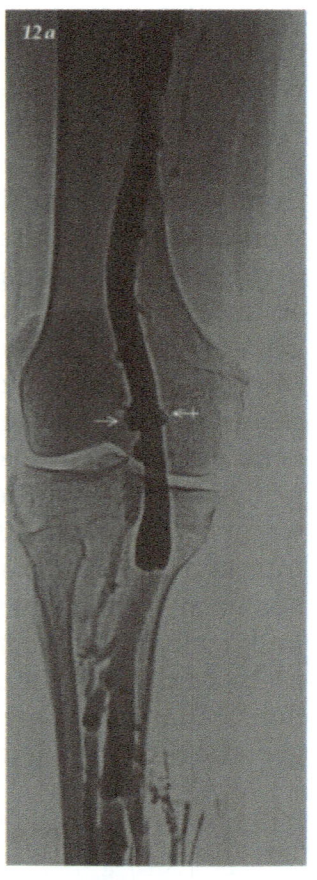
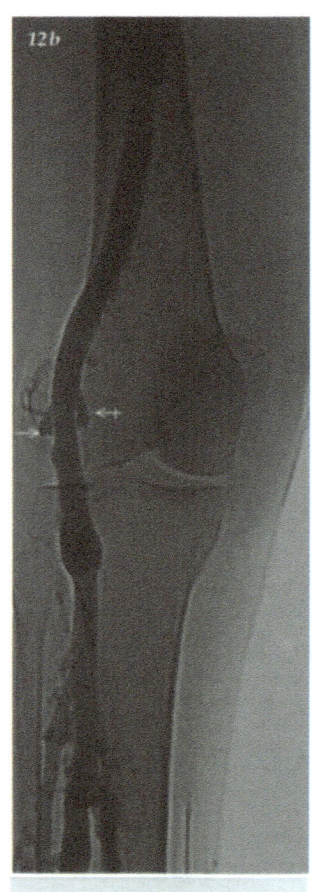

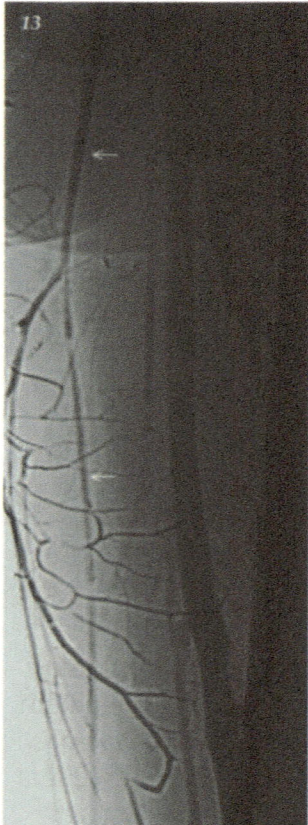
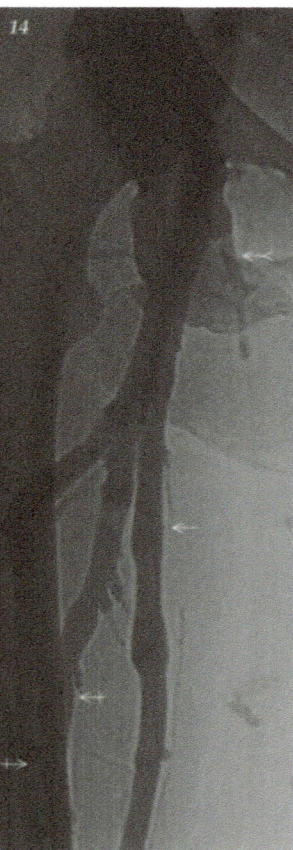
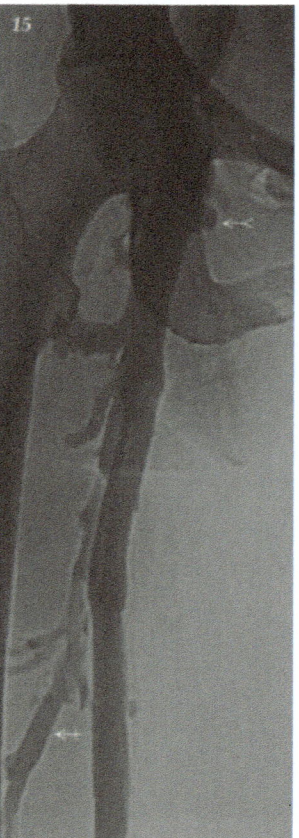

Abb. 13
Normale V. saphena magna (→) und ihre Seitenäste im Bereich des Oberschenkels. Venenklappen geöffnet. Darstellung durch Ablaufphlebographie in schräger Hängelage des Patienten

Abb. 14
Tiefe Leitvenen des Oberschenkels. V. femoralis superficialis (→) mit wenigen Klappen. V. femoris profunda (↔) mit schnell zunehmendem Lumen infolge einmündender Muskeläste und mit dichtem Klappenbesatz. Teleskopzeichen der V. saphena magna (>→). Erweiterung des Gefäßlumens in der Schleusenregion jeweils oberhalb einer Klappe durch die Einmündung von Seitenästen. Darstellung durch aszendierende Preßphlebologie mit intermittierendem Valsalva-Test

Abb. 15
Geschlossene Mündungsklappe einer normalen V. saphena magna (>→). Darstellung durch aszendierende Preßphlebologie und Valsalva-Test. Antegrade Darstellung der V. profunda femoris (↔) über eine distale Femoralis-Anastomose (nicht im Bild); zahlreiche einmündende Muskelvenen

Abb. 12 a und b (S. 18)
V. poplitea mit zwei geschlossenen Klappen. Stummelförmige Darstellung des Mündungstrichters der V. saphena parva (→) sowie Einmündung der Muskelvenen (↔). Aszendierende Preßphlebographie bei Innenrotation (a) und im seitlichen Strahlengang (b)

Abb. 16 a und b
Suffiziente Vv. perforantes am Unterschenkel. Stummelförmige Darstellung des mittleren und des oberen Cockettschen Venenpaares (→). Mehrere laterale Perforantes (>→) mit den Zeichen der Suffizienz: Paarweises Auftreten, schräge Verlaufsrichtung nach proximal-innen, Spindelform, Abbildung von geschlossenen Venenklappen sowie fehlende retrograde Blutströmung. Darstellung durch aszendierende Preßphlebographie
a: Übersichtsaufnahme
b: Detail

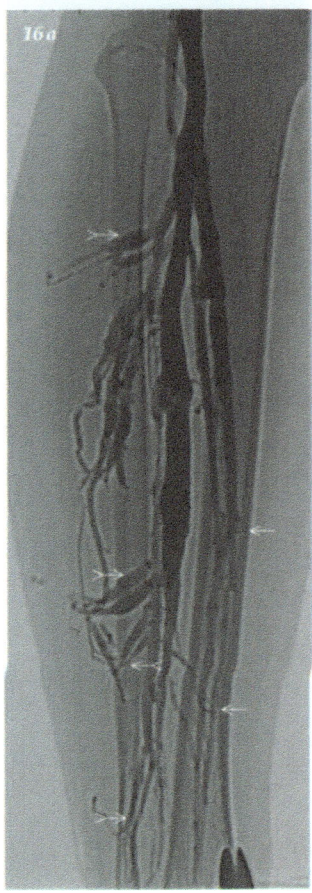

Extrafasziale Venen

Die wichtigsten extrafaszialen Gefäße sind die *Vv. saphenae magna* und *parva* mit ihren Seitenästen. Sie leiten unter physiologischen Bedingungen nur einen kleinen Teil des Blutes aus den oberflächlichen Geweben über ihre ganze Wegstrecke ab. Deshalb erscheinen sie kaum strohhalmdick (Abb. 13). Die Venenklappen sind in Abständen von 8 bis 12 cm angelegt. In der Mündungsregion entsteht durch die Aufnahme mehrerer Seitenäste das wichtige *Teleskopzeichen* (Abb. 14).

Eine gesunde Stammvene stellt sich bei der aszendierenden Preßphlebographie in der Regel nicht dar; unter dem Valsalva-Test kommt nur der kurze Trichter mit der geschlossenen Mündungsklappe zur Abbildung (Abb. 15). Zur röntgenologischen Beurteilung des ganzen Gefäßes müssen die Überlaufphlebographie oder die Ablaufphlebographie herangezogen werden. Damit sind dann auch die einzelnen Venenklappen zu sehen. Sie zeigen oberhalb des Ansatzes der beiden Klappensegel eine birnenförmige Erweiterung, den Klappensinus.

Vv. perforantes

Die Verbindungsvenen zwischen den extra- und intrafaszialen Venensystemen werden wegen ihrer hohen funktionellen Bedeutung und ihrer speziellen Pathologie gesondert betrachtet. An jeder Extremität

sind etwa 150 Vv. perforantes vorhanden. Unter normalen Bedingungen stellen sich einzelne Gruppen bei der aszendierenden Preßphlebographie nur gelegentlich dar. Das hängt mit den unterschiedlichen regionalen Strömungsbedingungen zusammen (Hach und Hach-Wunderle 1994).

Für die Beurteilung der Vv. perforantes sind die röntgenologischen Kriterien der Suffizienz zu beachten (Hach u. Hach-Wunderle 1994). Am Unterschenkel erscheinen die Gefäße paarig angelegt. Sie ziehen in schräger Richtung von distal außen nach proximal innen. Manchmal sind sie nur stummelförmig bis zur inneren Venenklappe abzugrenzen (Abb. 16); oftmals weisen sie aber zwischen ihren beiden Venenklappen eine spindelförmige Erweiterung des Gefäßlumens auf, was keinesfalls als Insuffizienz interpretiert werden darf.

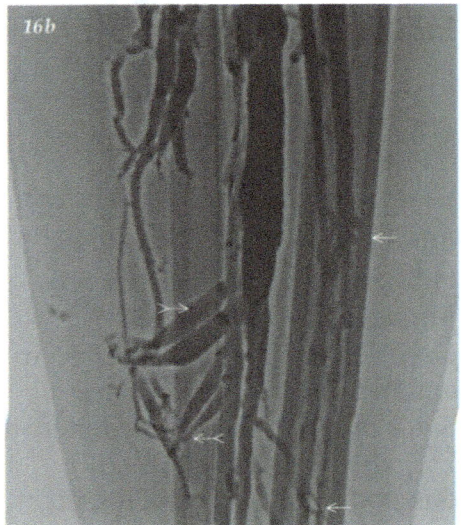

Physiologie des venösen Rückstroms

Um das Blut aus der Peripherie zum Herzen hin zurückzupumpen, arbeiten verschiedene physiologische Mechanismen synergistisch. In horizontaler Körperlage reicht der Druckgradient vom postkapillären Bereich bis zum Herzen aus, um eine langsame Blutströmung als *Vis a tergo* aufrecht zu erhalten. Die Atmung wirkt durch die gegensinnigen intrathorakalen und intraabdominellen Druckschwankungen als *Vis a fronte*. Auch die Herzaktion löst eine Beschleunigung des venösen Blutstroms aus.

besten durch die Phlebodynamometrie beurteilen. Dazu wird eine Vene am Fußrücken punktiert; die Druckmessung erfolgt kontinuierlich über ein Statham-Element oder einfach über ein Steigrohr. Zunächst stellt sich im Stehen das Druckniveau P1 ein (Abb. 18). Sobald der Patient dann Zehenstandsübungen vornimmt, fällt der Venendruck auf den Wert P2 ab; danach steigt er in der Druckanstiegsphase t2 wieder langsam auf den Ausgangswert P3 an. Die Phlebodynamometrie wird heute in der Hauptsache für wissenschaftliche Belange und in der gutachterlichen Medizin angewandt.

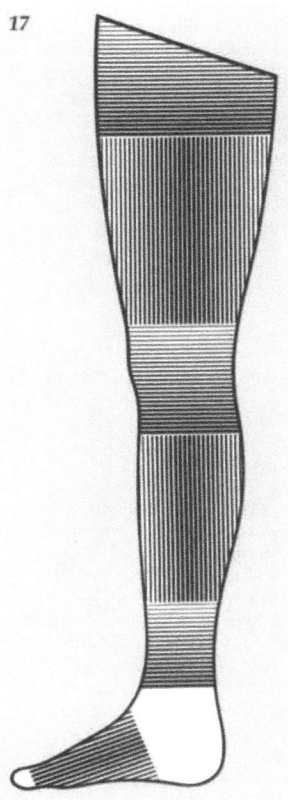

Abb. 17
Schematische Darstellung der verschiedenen Druck- und Saugpumpen am Bein

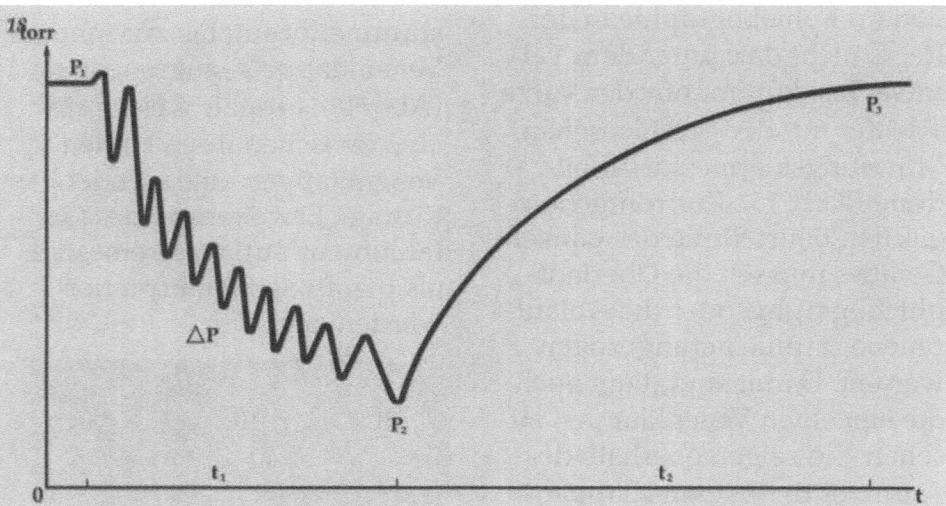

Abb. 18
Normale Kurve der peripheren Phlebodynamometrie. Abfall des Venendrucks durch Zehenstandsübungen um den Wert delta-P, dann im Stehen wieder langsamer Druckanstieg in der Zeit t2 (sek).
P1 = Ruhedruck im Stehen (torr). P2 = tiefster Druckabfall. P3 = Ruhedruck nach Arbeitsversuch

Die wichtigste Bedeutung für den venösen Rückstrom zum Herzen haben die peripheren Muskelpumpen und die Gelenkspumpen. Sie arbeiten in einem komplizierten Druck-Saug-System in verschiedenen Etagen zusammen (Abb. 17), das vom Fuß bis zum Herzen etagenweise ineinandergreift.

Die Funktion der peripheren Venenpumpen läßt sich am

Eine entsprechende Kurve ergibt sich in spiegelbildlicher Schreibweise mit der nicht-invasiven Photoplethysmographie beim Arbeitsversuch (Abb. 19). Die Aufzeichnung vermittelt Informationen über den Füllungszustand der venösen Hautplexus, also über Volumenverschiebungen und nicht über Druckänderungen. Da nur ein kleiner Bezirk der

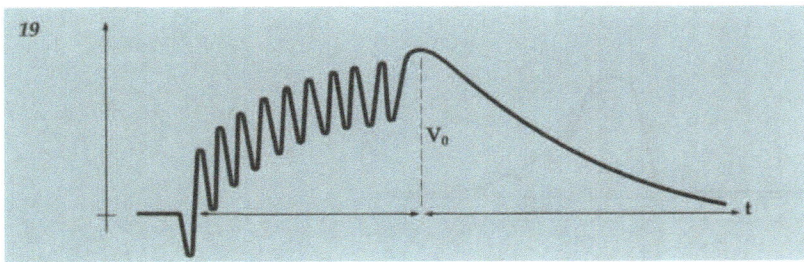

19

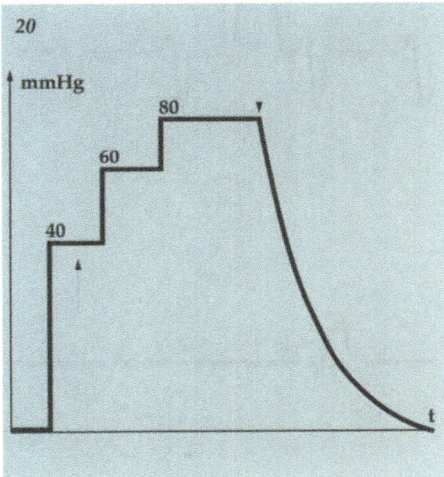

20

Abb. 19
Normale Kurve der Photo-plethysmographie. Anstieg bei rhythmischen Dorsalflexionen im oberen Sprunggelenk beim sitzenden Patienten. Durch Entleerung der venösen Hautplexus kommt es zur Änderung der Reflexionsfähigkeit der Haut für eingestrahltes kaltes Licht des nahen infraroten Bereichs. In Ruhe wieder langsame antegrade Auffüllung der Venenplexus mit Abfall der Kurve in der Zeit $t > 30$ sek

Abb. 20
Normale Kurve der Venenver-schlußplethysmographie (Dehnungsmeßstreifen-Verfahren). Zunahme des Wadenumfangs bei untersystolischer Stauung am Oberschenkel bis 80 mm Hg als Maß für die venöse Kapazität (ml Blut/100 ml Gewebe). Anstieg der Kurve durch Änderung des elektrischen Widerstandes im Quecksilberdehnungs-streifen am Unterschenkel. Plötzlicher Druckablaß, infolgedessen Abfluß des angestauten Blutes und Rückgang der Wadenum-fangsvermehrung; Abfall der Kurve als Maß für die venöse Drainage (ml Blut/100 ml Gewebe/min). ↑ Staudruck 40, 60 und 80 mmHg. ↓ Druckablaß

Hautdurchblutung am Unterschenkel gemessen wird, erscheint die Extrapolation der Werte auf die globale Pumpfunktion des Beins problematisch. Trotzdem hat die Photoplethysmographie (= Lichtreflexionsrheographie) als einfache und preiswerte Methode in der angewandten Phlebologie eine weite Verbreitung gefunden.

Aussagen über die venöse Kapazität und Drainage sind mit der Venenverschluß-plethysmographie zu erhalten. Durch das Anlegen einer Manschette am Oberschenkel mit untersystolischer Aufstauung des Blutes läßt sich die *Kapazität* aus der Umfangszunahme an der Wade errechnen (Abb. 20). Bei plötzlichem Druckablaß fließt das angestaute Blut schlagartig ab und zeigt damit die freie Durchgängigkeit der ableitenden Venen, die *venöse Drainage*, an. Die Venenverschluß-plethysmographie erfordert eine aufwendige Apparatur, ist aber für eine spezielle angiologische Diagnostik unerläßlich.

Für die klinische Routine lassen sich die wichtigsten Parameter der venösen Hämodynamik heute mit ausreichender Sicherheit bestimmen. Es handelt sich dabei um die Beurteilung von *globalen Funktionen aller Venensysteme* der Extremität zusammen (Tab. 1); Rückschlüsse auf den Zustand eines *einzelnen* Gefäßes sind daraus nicht möglich.

Tabelle 1

Bewertung von phlebologischen Untersuchungsmethoden	
Globale Informationen	**Selektive Informationen**
Klinisches Erscheinungsbild	Klinischer Untersuchungsbefund
Venendruck	Nicht-direktionale Doppler-Sonographie
Photoplethysmographie	Direktionale Doppler-Sonographie
Venenverschlußplethysmographie	B-Bild-Sonographie
	Duplex-Sonographie
	Phlebographie

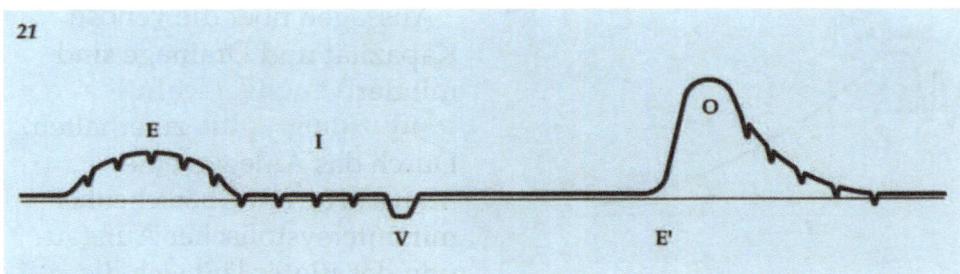

Die *selektive Beurteilung* der Strömungsdynamik eines *bestimmten Gefäßes* ist durch die **direktionale Ultraschall-Dopplertechnik** möglich geworden. Besonders unter der Anwendung bestimmter Provokationen wie des Valsalva-Tests (Abb. 21) sowie des Wadenkompressions- und Waden*de*kompressionstests (Abb. 22 und 23) lassen sich die Strömungsbedingungen und die Flußrichtung über der untersuchten Vene feststellen.

In der **farbkodierten Duplex-Sonographie** sind die bildgebenden und die funktionellen Komponenten der Ultraschalldiagnostik vereinigt: Die Vene wird *morphologisch* mit dem B-Bild-Verfahren dargestellt; ein Teil der reflektierten Ultra-

schallwellen spielt außerdem den Doppler-Effekt des *fließenden* Blutes mit der Modulation auf verschiedene Farben in den Monitor ein (Abb. 24).

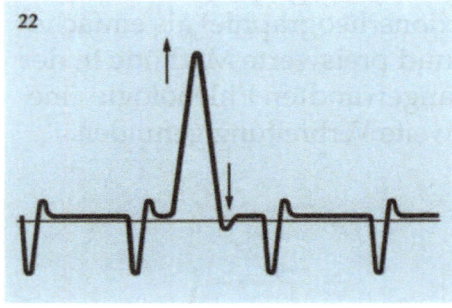

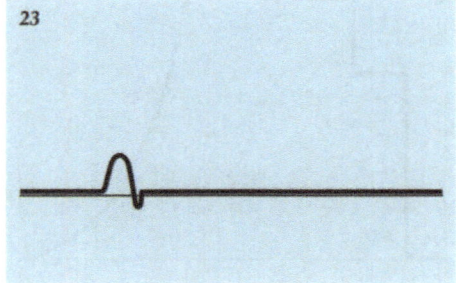

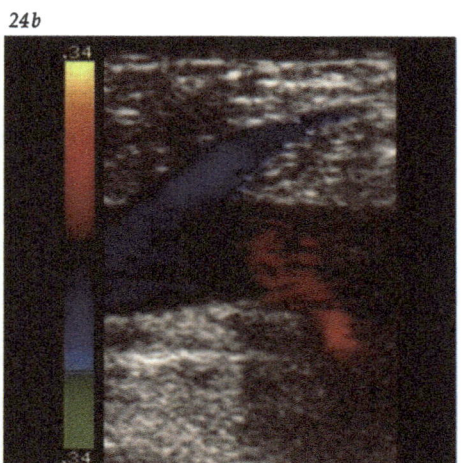

24a

24b

Alle Venenkrankheiten, die eine *globale* Beeinträchtigung der Hämodynamik an einer Extremität bewirken, führen zum Symptomenkomplex der chronisch-venösen Insuffizienz. Dabei spielt die Erhöhung des peripheren Venendrucks unter dynamischen Bedingungen eine entscheidende Rolle. Aber auch Veränderungen der venösen Kapazität und Drainage sowie der *lokalen* Strömungsbedingungen in den einzelnen Gefäßen sind von Bedeutung.

Bei der akuten und der chronischen Venen-Insuffizienz handelt es sich also um eine komplexe Störung der venösen Zirkulation innerhalb der Gliedmaße. Als erstes klinisches Symptom tritt eine Schwellungsneigung unter orthostatischer Belastung auf. Später kommen Hautveränderungen wie Pigmentierungen, Dermatolipofasziosklerose, Atrophie blanche und Ulcus cruris hinzu. Für die einzelnen Venenkrankheiten sind jeweils typische Konstellationen der physikalischen Parameter nachzuweisen.

Verhalten des peripheren Venendrucks

Bei der venösen Insuffizienz fällt der periphere Venendruck während des Arbeitsversuches nicht mehr wie unter gesunden Bedingungen weit ab, er bleibt vielmehr auf einem höheren Niveau stehen. Unter ungünstigen Verhältnissen kommt überhaupt keine Druckminderung mehr zustande oder der Druck steigt sogar leicht an. Die Druckausgleichszeit t2 ist verkürzt (Abb. 25). Wir sprechen von der *dynamischen venösen Hypertonie;* sie ist letztendlich als Ursache des chronisch-venösen Stauungssyndroms mit seinen dermatologischen Komplikationen anzusehen (Partsch 1984).

Die dynamische venöse Hypertonie tritt immer nur dann auf, wenn die tiefen Venensysteme in den Krankheitsprozeß einbezogen sind. Bei den Rezirkulationskreisen der Stammvarikose kommt es dazu, sobald sich im Laufe der Zeit eine sekundäre Leitvenen-Insuffizienz entwickelt hat.

Abb. 25
Pathologische Venendruck-Kurve. Verminderter Abfall von delta-P unter dem Arbeitsversuch und Verkürzung der Wiederauffüllzeit t2

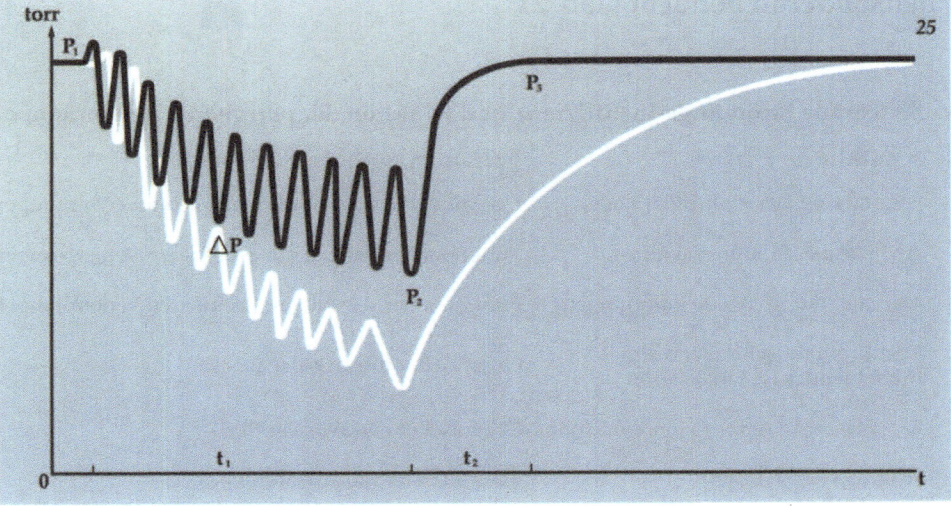

Retrograde und antegrade Strömungsinsuffizienz

Es gibt zwei Formen der chronisch-venösen Insuffizienz (Hach und Hach-Wunderle 1994). Bei der überwiegend *retrograden Insuffizienz* sind die Klappen der Leitvenen nicht schlußfähig. In Orthostase oder beim Preßversuch fließt das Blut deshalb in zentrifugaler Richtung zurück. Diese Bedingungen liegen beim **postthrombotischen Syndrom** vollständiger Rekanalisation und Zerstörung der Venenklappen oder bei kongenitalen **Dysplasien mit Avalvulie** vor (Abb. 26).

Eine vorzüglich *antegrade Strömungs-Insuffizienz* wird durch den funktionellen Ausfall der peripheren Venenpumpen verursacht. Dabei können die Venenklappen durchaus morphologisch intakt sein. Das venöse Blut fließt - im Gegensatz zur retrograden Strömungs-Insuffizienz - nicht in die Peripherie zurück, sondern es kann aus der Extremität nicht abgeschöpft werden. Als Ursache kommen verschiedene Krankheitsbilder in Betracht (Tab. 2).

Bei einer **arterio-venösen Fistel** läßt sich der hohe arterielle Druck, der auf den venösen Schenkel trifft, von der peripheren Muskelpumpe nicht überwinden; die Fistel wirkt sich funktionell wie ein Venenverschluß aus. Bei der Beteiligung einer großen tiefen Leitvene bildet sich ein extrafaszialer Kollateralkreislauf aus, über den das Blut aus der Peripherie hauptsächlich abfließt. Im Phlebogramm gelangen die Venen in der Umgebung der Fistel überhaupt nicht zur Darstellung und täuschen so eine Thrombose vor.

Ähnlich verhält sich die Obturation einer großen Leitvene beim **postthrombotischen Syndrom** oder beim **extravasalen Kompressionssyndrom. Muskellähmungen, Poliomyelitis** oder **Nervenverletzungen** werden als Ursache der antegraden Strömungs-Insuffizienz seltener gesehen. Durch die Ineffektivität oder Insuffizienz der peripheren Venenpumpen kommt es zur chronischen venösen Kongestion.

Antegrade Strömungs-Insuffizienz und Funktion der peripheren Venenpumpen *Tabelle 2*

Krankheit	Pathophysiologische Situation
Sekundäre Leitvenen-Insuffizienz	Funktioneller Ausfall der peripheren Venenpumpen
Arthrogenes Stauungssyndrom	Funktioneller Ausfall der peripheren Venenpumpen
Nervale und myogene Lähmungen	Funktioneller Ausfall der peripheren Venenpumpen
Postthrombotisches Syndrom mit fehlender Rekanalisation	Organischer intravasaler Block
Extravasales Kompressionssyndrom	Organischer extravasaler Block
Arterio-venöse Fistel	Funktioneller intravasaler Block

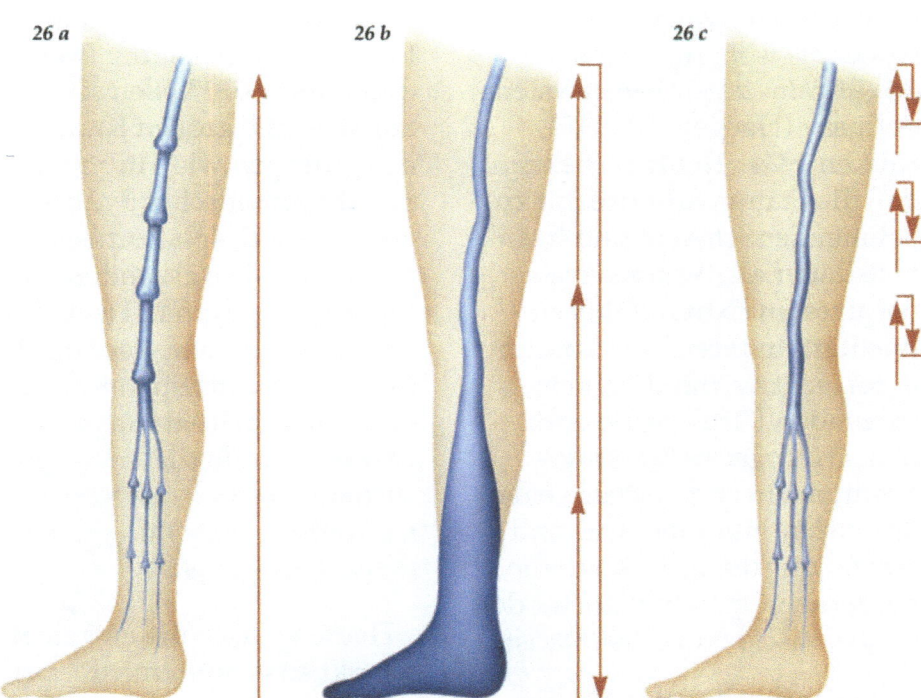

Abb. 26 a-c
Schematische Darstellung der Strömungsbedingungen in den tiefen Leitvenen bei antegrader und retrograder venöser Insuffizienz.

a: Normale Verhältnisse (entsprechend dem dynamischen Zyklus von Arnoldi.

b: Retrograde Strömungs-Insuffizienz. In der Systole kräftiger antegrader Flow, oftmals aber auch Verminderung durch gleichzeitige antegrade Strömungs-Insuffizienz. In der Diastole unerschöpfliche retrograde Strömung in Orthostase und beim Valsalva-Test.

c: Antegrade Strömungsinsuffizienz. Eingeschränkte Drainage und Pump-Funktion durch Ausfall oder Überforderung der peripheren Venenpumpen

Abb. 27
Schematische Darstellung der Enstehung des chronisch-venösen Stauungssyndroms durch retrograde oder antegrade Strömungsinsuffizienz

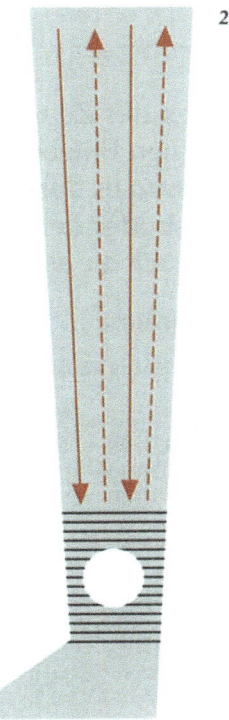

Eine wichtige Rolle spielt die Versteifung der Sprunggelenke in Spitzfußstellung infolge schwerer Erkrankungen der Gelenke oder Unfallfolgen; diese Situation ist als **arthrogenes Stauungssyndrom** bekannt (Hach et al 1983). Sie kann sich auch bei einem persistierenden Ulcus cruris venosum durch die schmerzbedingte Schonhaltung des Fußes in Plantarflexion entwickeln.

Am häufigsten kommt die antegrade Strömungs-Insuffizienz im Rahmen des **dekompensierten Rezirkulationskreises** bei der Stammvarikose vor; das in der popliteo-femoralen Strombahn aufgestaute Blut kann durch die peripheren Venenpumpen nicht mehr vollständig abgeschöpft werden, und es entsteht eine dynamische venöse Hypertonie mit chronisch-venösem Stauungssyndrom (Abb. 27).

Die primäre Varikose wurde früher als isolierte Krankheit des extrafaszialen Venensystems definiert (Haeger et al 1974, Klüken 1974). Heute ist bekannt, daß die Stammvarikose mit zunehmender Schwere und Krankheitsdauer alle Venensysteme der unteren Extremität beeinträchtigt. In ihrem Endstadium verursacht sie mit dem persistierenden Ulcus cruris und dem arthrogenen Stauungssyndrom ein chronisches Leiden, das bisher inkurabel war und erst in jüngster Zeit durch die modernen Operationsmethoden an der Fascia cruris heilbar ist.

Vor Einführung der Phlebographie in die Routinediagnostik der Venenkrankheiten war eine nähere Differenzierung der primären Varikose nicht möglich (Tab. 3). Die verschiedenen klinischen Erscheinungsbilder mit ihren pathologischen Parametern der globalen Venenfunktion wurden deshalb unter unbestimmten Begriffen wie *Variköser Symptomenkomplex* (Nobl 1918), *Status varicosus* (Curtius 1928) oder *chronisch-venöse Insuffizienz* (v.d.Molen 1962) subsummiert *(Aera der undifferenzierten Diagnostik).*

Durch die konventionelle Röntgenuntersuchung (May und Nissl 1973) ließen sich zunächst die großen Krankheitsgruppen wie Thrombose, postthrombotisches Syndrom oder Angiodysplasie zusammenfassen. Die aszendierende Preßphlebographie (Hach 1981) erlaubte dann eine genaue Definition der einzelnen Krankheitsbilder des extrafaszialen und der intrafaszialen Venensysteme *(Aera der differenzierten röntgen-morphologischen Betrachtungsweise).*

Heute werden die einzelnen Krankheitssymptome der primären Varikose in einem dynamischen, morphologisch und funktionell begründeten Zusammenhang gesehen. Das hat zu dem Modell der Rezirkulationskreise geführt (Hach 1993), mit dem sich heute alle Krankheitserscheinungen der primären Varikose erklären lassen *(Aera der funktionell-dynamischen Betrachtungsweise).*

Zu Beginn des Zeitalters der modernen Phlebologie vor 20 Jahren kam es darauf an, die Krankheitsbilder der primären Varikose durch die aszendierende

Theoretische nosologische Konzepte der primären Varikose			*Tabelle 3*
Zeiträume	**Theoretische Konzeption**	**Krankheitsbezeichnung**	
Ära der undifferenzierten Diagnostik (bis 1973)	Globale bzw. fehlende Einordnung	Variköser Symptomenkomplex; Status varicosus; Chronisch-venöse Insuffizienz	
Ära der differenzierten röntgen-morphologischen Betrachtungsweise (1973-89)	Differenzierte theoretische Einordnung	Stamm- und Seitenastvarikose, Perforans- und retikuläre Varikose	
Ära der dynamischen Betrachtungsweise (seit 1989)	Differenzierte theoretische Einordnung	Rezirkulationskreise	

Preßphlebographie starr zu definieren, um sie einer adäquaten chirurgischen Therapie zuzuführen. In der damals aufkommenden Herz- und Gefäßchirurgie erwies sich die V. saphena magna als das wichtigste Transplantat, das dem Patienten so weit wie möglich erhalten bleiben mußte. Daraus folgten die Abwendung von der bisherigen Technik einer *radikalen Varizenchirurgie* und die Begründung einer *differenzierten Chirurgie der primären Varikose* (Hach 1981).

Das aktuelle Konzept der Rezirkulationskreise erfordert noch einmal das Umdenken in der Venenchirurgie. Im Prinzip lassen sich jetzt prognostische und strategische Aspekte für jedes spezielle Krankheitsbild der primären Varikose verbindlich festlegen. Damit fallen auch Begriffe wie *radikale* oder *minimale Chirurgie* weg. Das *Ziel* des operativen Eingriffs ist aufgrund der Diagnose durch bildgebende Verfahren eindeutig vorgegeben; zur Auswahl bleibt dem Chirurgen nur der *Weg*, auf dem es erreicht wird. Für die Resektion der Vv. saphenae stehen ihm das Stripping-Manöver, die Invaginations-Technik oder das Kryo-Verfahren zur Verfügung. Im Falle der Cockettschen Perforansvarikose kann er sich zwischen verschiedenen Methoden der Dissektion entscheiden. Auch für die Chirurgie des Ulcus cruris beim dekompensierten Rezirkulationskreis gibt es heute differenzierte operative Ansätze.

Rezirkulationskreise der V. saphena magna

Schon v. Trendelenburg hat im Jahre 1891 bei der ersten Beschreibung seines Privatkreislaufes darauf hingewiesen, daß bei der schweren Krampfaderkrankheit alle Venen der Extremität von der Zirkulationsstörung betroffen sind (Abb. 5).

Definition

Die Definition eines Rezirkulationskreises richtet sich nach morphologischen bzw. röntgenmorphologischen Kriterien: *Es handelt sich um einen pathologischen venösen Kreislauf im Bereich der unteren Extremität, in den eine varikös veränderte Stammvene ganz oder teilweise einbezogen ist.* Demnach gehören alle kompletten Formen der Stammvarikose sowie bestimmte Typen der Seitenast- und Perforansvarikose, aber auch die sekundäre Stammvarikose beim postthrombotischen Syndrom dazu (Hach 1993).

Von einem Rezirkulationskreis werden alle Venen der Extremität mehr oder minder beeinträchtigt. Im extrafaszialen Bereich geht die Krankheit von der Stammvarikose und ihren Ästen sowie den Vv. perforantes aus. Im intrafaszialen Raum sind zwar – infolge von Querverbindungen – alle Leitvenen betroffen, explizit aber nur die V. poplitea und die V. femoralis, ausnahmsweise auch die V. iliaca externa. Darum ist der korrekte Terminus *sekundäre Popliteal- und Femoralveneninsuffizienz* dem Begriff *sekundäre Leitveneninsuffizienz* eigentlich vorzuziehen.

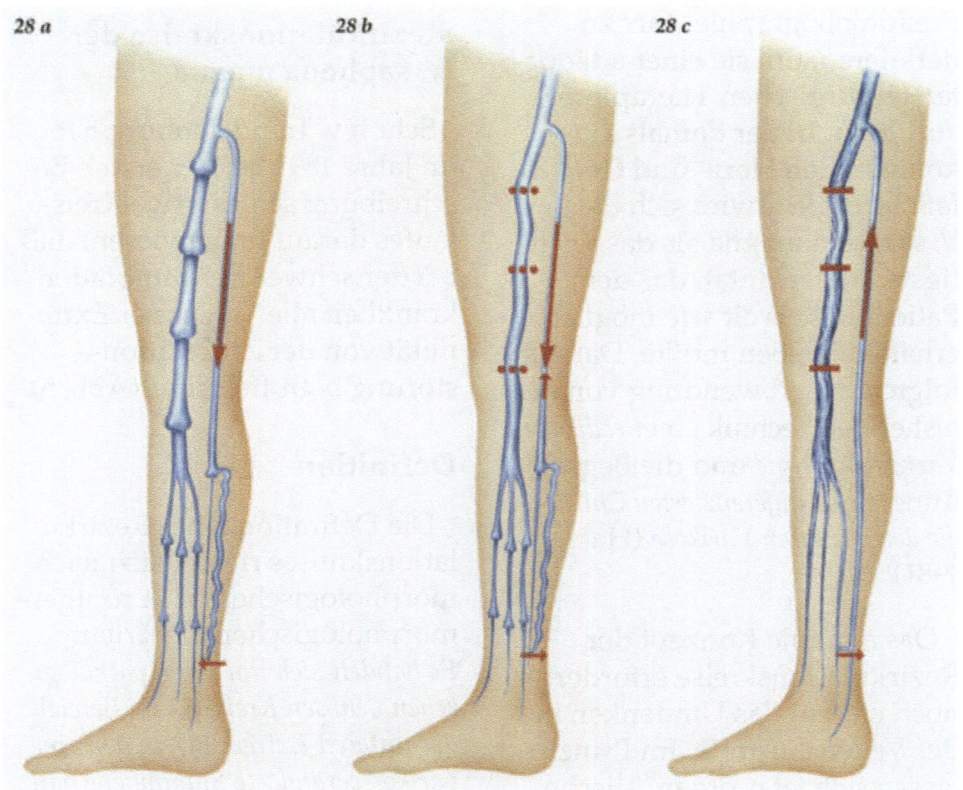

28 a   28 b   28 c

Abb. 28 a-c
Schematische Darstellung zur Differenzierung von Rezirkulationskreis und Kollateralkreislauf

a: Kompensierter Rezirkulationskreis

b: Dekompensierter Rezirkulationskreis mit sekundärer Popliteal- und Femoralvenen-Insuffizienz

c: Postthrombotisches Syndrom entweder mit extrafaszialer Kollateralisation bei vorwiegend antegradem Strömungsprofil in der V. saphena magna (hier im Bild) oder mit sekundärem Rezirkulationskreis bei retrogradem Strömungstyp in der V. saphena magna

Beim postthrombotischen Syndrom liegt definitionsgemäß zunächst kein Rezirkulationskreis vor; die in den extrafaszialen Kreislauf einbezogene V. saphena magna oder parva hat eine Kollateralfunktion; erst wenn diese *physiologische Phlebektasie* zu einer sekundären Stammvarikose degeneriert, kommt es zur Ausbildung eines Rezirkulationskreises (Abb. 28), der dann als Indikation zur operativen Behandlung gilt.

Der Rezirkulationskreis der V. saphena magna besteht aus vier Anteilen (Abb. 29). Am stehenden Patienten oder beim Valsalvaschen Preßversuch fließt das Blut aus der V. femoralis communis in die V. saphena magna ein. Der Ort des Übertritts wird als proximaler Insuffizienzpunkt bezeichnet. Der rückläufige Blutstrom erfolgt in der Stammvene bis zum distalen Insuffizienzpunkt, von wo an die V. saphena magna nach distal wieder suffizient erscheint (erster Abschnitt des Rezirkulationskreises).

Am distalen Insuffizienzpunkt beginnt die konjugierende Seitenastvarikose (zweiter Abschnitt des Rezirkulationskreises), die eine Verbindung zum Einstromgebiet von verschiedenen Vv. perforantes (dritter Abschnitt des Rezirkulationskreises) herstellt. Über die tiefen Venen (vierter Abschnitt des Rezirkulationskreises) wird das rezirkulierte Blut wieder herzwärts geleitet. Am proximalen Insuffizienzpunkt beginnt der Rezirkulationskreis dann von neuem.

Abb. 29
Schematische Darstellung der 4 Abschnitte eines Rezirkulationskreises der V. saphena magna

Nach der Position des *distalen* Insuffizienzpunktes lassen sich die Rezirkulationskreise gemäß dem Stadium der Stammvarikose in die *Typen I bis IV* einteilen (s. u.) Die Lage des *proximalen* Insuffizienzpunktes an typischer oder atypischer Stelle ergibt die Unterscheidung von *kompletten* und *inkompletten* Rezirkulationskreisen. Je nachdem, ob die tiefen Venen suffizient sind oder ob bereits eine sekundäre Leitveneninsuffizienz vorliegt, erfolgt die weitere Differenzierung von *kompensierten* und *dekompensierten* Rezirkulationskreisen (Tab. 4).

Aus der genauen Definition des Rezirkulationskreises ergeben sich die Prinzipien der operativen Behandlung und der Nachsorge des Patienten. Beispielsweise käme bei einem dekompensierten kompletten Rezirkulationskreis III der V. saphena magna die extrafasziale Sanierung einschließlich der Cockettschen Perforansdissektion mit nachfolgender Kompressionstherapie in Betracht. In prognostischer Hinsicht verhalten sich Rezirkulationskreise um so ungünstiger, je weiter peripher der distale

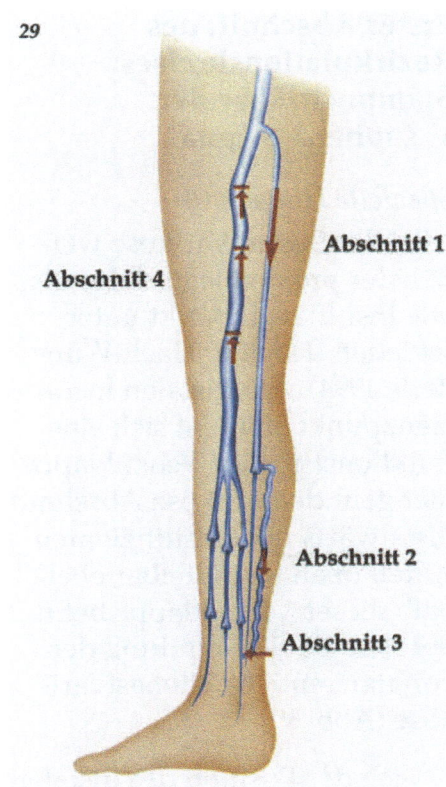

Insuffizienzpunkt angelegt ist. Die kompletten Formen des Rezirkulationskreises der V. saphena magna neigen eher zu einem komplizierten Krankheitsverlauf als die inkompletten, weil herzwärts keine Venenklappen vorgeschaltet sind. Aus demselben Grunde führt auch die Stammvarikose der V. saphena parva viel später zum chronisch-venösen Stauungssyndrom als die der V. saphena magna.

Tabelle 4

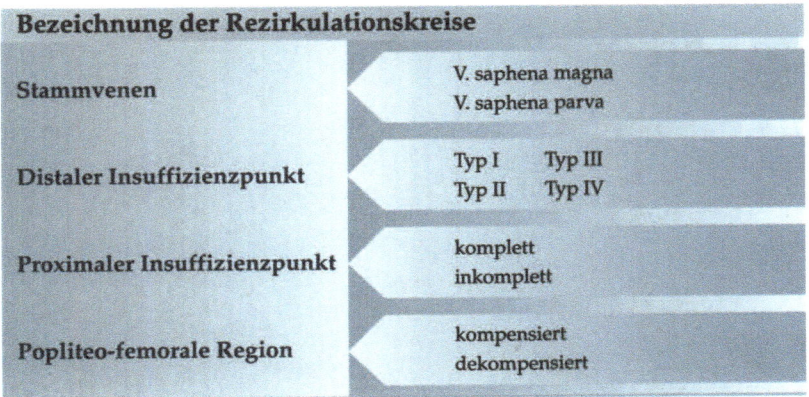

Bezeichnung der Rezirkulationskreise		
Stammvenen	V. saphena magna	
	V. saphena parva	
Distaler Insuffizienzpunkt	Typ I	Typ III
	Typ II	Typ IV
Proximaler Insuffizienzpunkt	komplett	
	inkomplett	
Popliteo-femorale Region	kompensiert	
	dekompensiert	

Erster Abschnitt des Rezirkulationskreises: Stammvarikose der V. saphena magna

Spezielle Diagnostik

Bei der Stammvarikose werden der proximale und der distale Insuffizienzpunkt unterschieden (Hach u. Hach-Wunderle 1994). Am distalen Insuffizienzpunkt befindet sich eine funktionstüchtige Venenklappe; hier geht der variköse Abschnitt distalwärts in den suffizienten Anteil über. Unmittelbar oberhalb dieser Venenklappe befindet sich die Einmündung der konjugierenden Seitenastvarikose (Abb. 30).

Nach der Position des distalen Insuffizienzpunktes am Bein wird die Stammvarikose in *vier Stadien* eingeteilt: Beim Stadium I befindet er sich in der Leiste, beim Stadium II im Bereich des Oberschenkels, beim Stadium III am Unterschenkel und im Stadium IV am Fuß (Abb. 31).

Der proximale Insuffizienzpunkt liegt bei der kompletten Stammvarikose in der Leiste. Er kann aber auch durch die

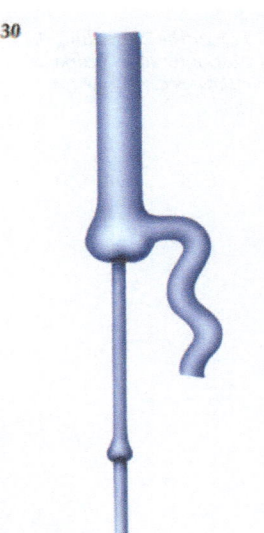

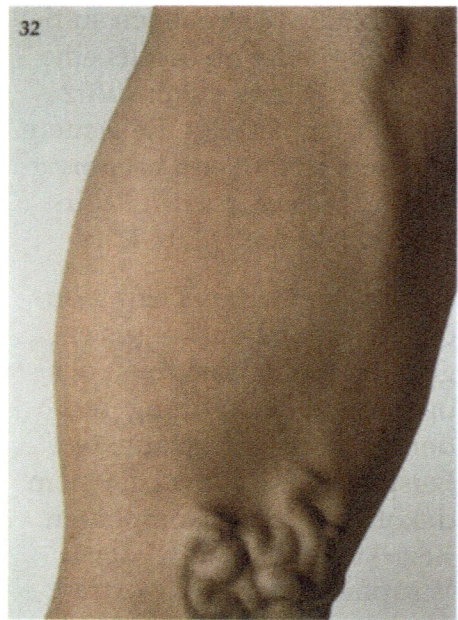

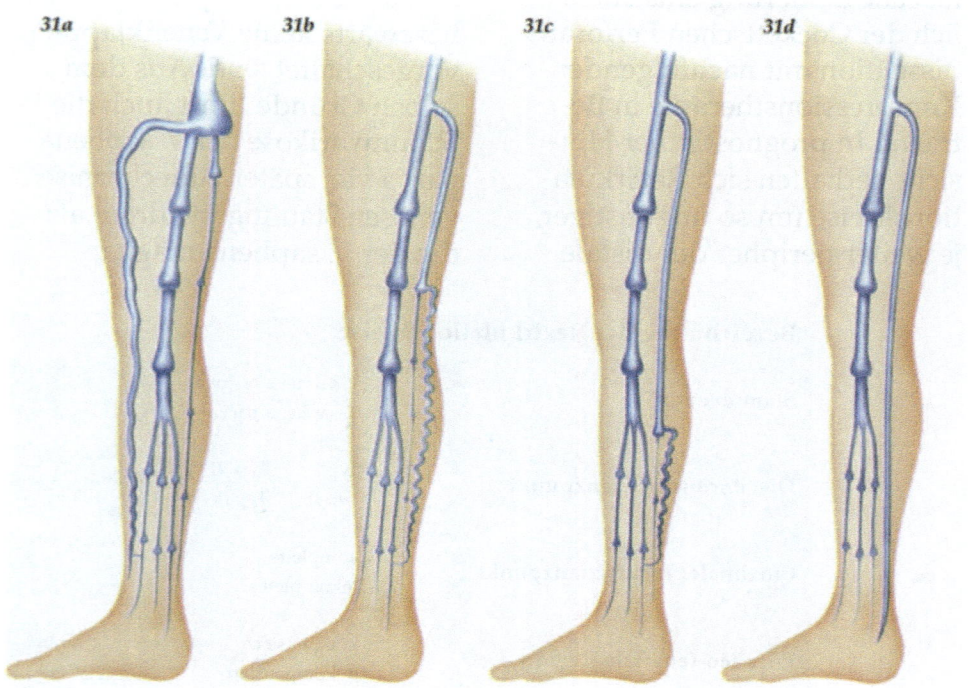

Abb. 30
Schematische Darstellung des distalen Insuffizienzpunktes einer Stammvarikose mit Einmündung der konjugierenden Seitenastvarikose

Abb. 32
Klinisches Bild einer Stammvarikose der V. saphena magna im Stadium II mit deutlicher Abgrenzung des proximalen und des distalen Insuffizienzpunktes

Abb. 31 a bis d
Schematische Darstellung der 4 Stadien einer Stammvarikose der V. saphena magna nach der topographischen Lokalisation des distalen Insuffizienzpunktes
a: Distaler Insuffizienzpunkt an der Basis des anormal großen Mündungstrichters in der Leiste. Das Krankheitsbild entspricht der Seitenastvarikose der V. saphena accessoria lateralis
b: Distaler Insuffizienzpunkt im Bereich des Oberschenkels
c: Am Unterschenkel
d: Am Fuß

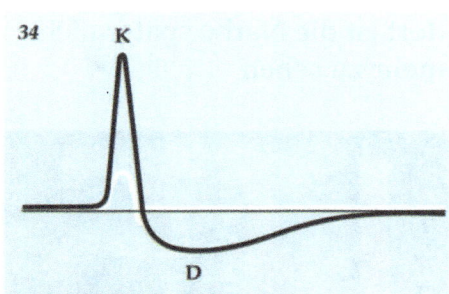

Einmündung eines Seitenastes oder einer V. perforans an jeder anderen Stelle der V. saphena magna gebildet werden; dann

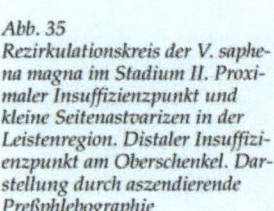

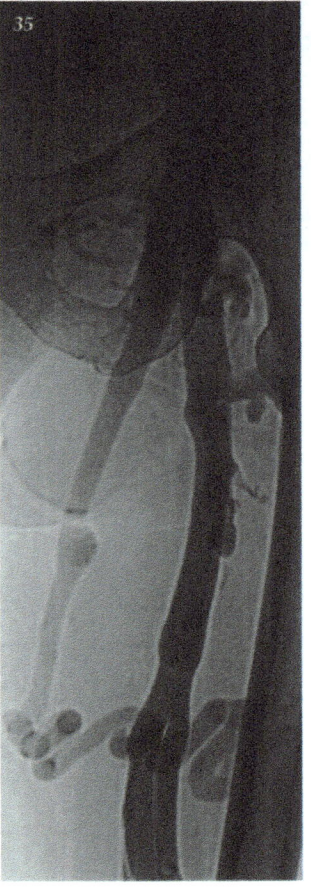

handelt es sich definitionsgemäß um inkomplette Formen (S. 35).

Die (komplette) Stammvarikose der V. saphena magna läßt sich an einem schlanken Patienten schon bei der klinischen Untersuchung feststellen (Abb. 32). Aus der Lokalisation des Krampfaderkonvoluts ist auch das Stadium grob abzuschätzen. Mit der direktionalen Doppler-Sonographie wird unter dem Valsalva-Test in der V. femoralis communis und in der V. saphena magna eine starke Regurgitation festgestellt (Abb. 33). Über dem Saphena-Stamm entsteht beim Waden*de*kompressionstest ein *unerschöpfbares Rückstromsignal*, das am distalen Insuffizienzpunkt direkt in den Seitenast überführt (Abb. 34). Eine genaue bildliche Diagnose aller Einzelheiten erbringt allein die aszendierende Preßphlebographie als Referenzverfahren (Abb. 35). Die wichtigsten röntgenologischen Zeichen der Klappeninsuffizienz an der varikösen Stammvene sind die infravalvulären Dilatationen und Aneurysmen. Sie gelten auch als verläßliches pathomorphologisches Substrat für die Indikation zur Operation.

Der proximale Insuffizienzpunkt kann am stehenden Patienten direkt in der Leistenfalte ertastet werden, insbesondere beim Hustentest. An schlanken Personen ist manchmal auch die Blickdiagnose möglich. Zur Objektivierung des Befundes eignet sich vor allem die farbkodierte Duplex-Sonographie; bei der Untersuchung im Liegen und im Stehen läßt sich die erweiterte Stammvene mit den retrograden Strömungsturbulenzen beim Preßversuch gut erkennen (Abb. 36).

Spezielle Therapie

Das *Behandlungsprinzip* für den ersten Abschnitt des Rezirkulationskreises besteht in der dauerhaften Ausschaltung des proximalen Insuffizienzpunktes und der Entfernung des erkrankten Abschnitts der V. saphena magna retrograd bis zum distalen Insuffizienzpunkt. Der Eingriff wird als *Krossektomie mit partieller Saphenaresektion* bezeichnet. Zur Krossektomie erfolgt ein 4-6 cm langer Hautschnitt unmittelbar in der Leistenfalte (Abb. 37); dort ist die Narbe später nicht mehr zu sehen.

36a

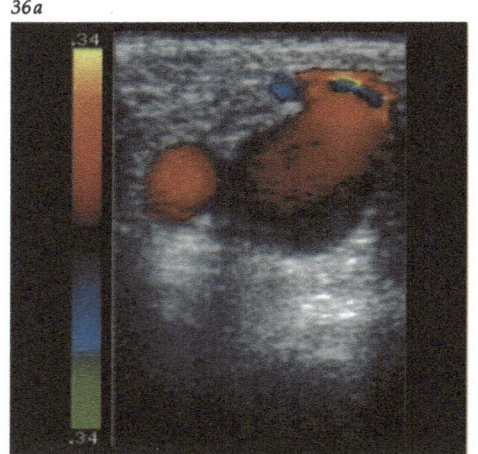

36b

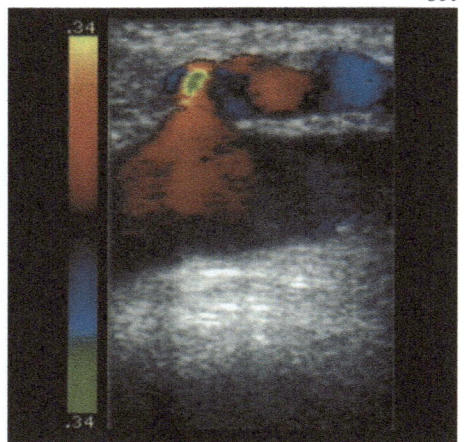

37

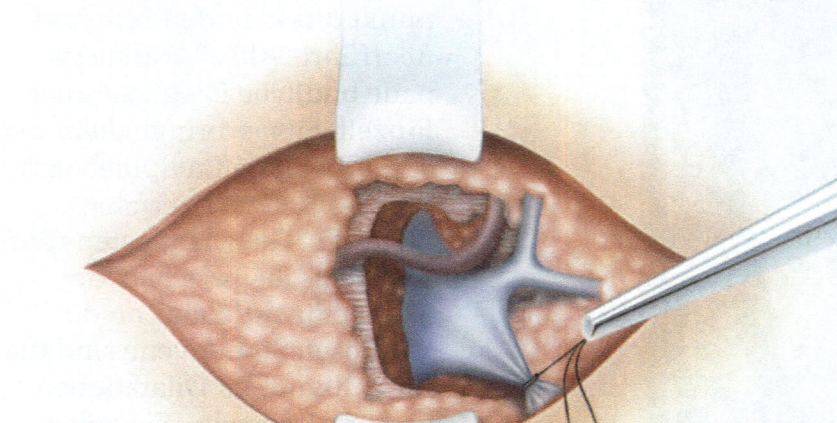

Abb. 36 a und b
Farbkodierte Duplex-Sonographie bei ausgeprägter Stammvarikose der V. saphena magna. Beim Valsalva-Test Farbumschlag in der Vene von blau nach rot als Ausdruck der Strömungsumkehr

a: Querschnitt mit retrograden Strömungsturbulenzen in die V. saphena magna (oben rechts im Bild) und in die V. femoralis superficialis hinein (sekundäre Leitvenen-Insuffizienz). A. femoralis communis links im Bild

b: Längsschnitt der Saphenamündung (oben) mit Strömungsturbulenzen

Abb. 37
Operationssitus I bei Krossektomie V. saphena magna mit Faden angeschlungen. Übergang zur V. femoralis communis an der Farbänderung der Gefäße und an der halbmondförmigen Abrundung im unteren Mündungswinkel erkennbar.

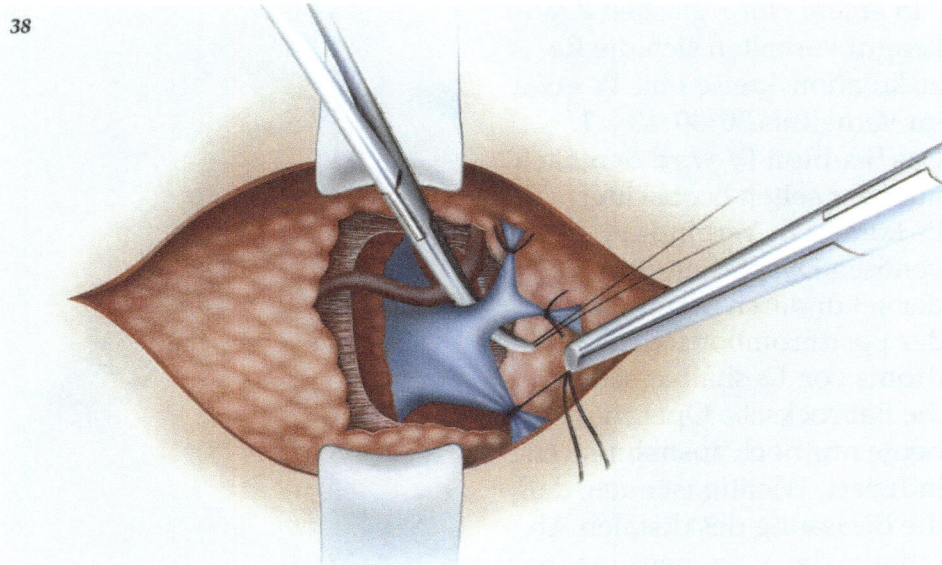

Nach dem Anschlingen der V. saphena magna werden die einzelnen Seitenäste jeweils hinter der ersten Aufzweigung unterbunden und durchtrennt Abb. 38).

Die Präparation ist mitunter einfacher, wenn die V. saphena magna zwischen zwei Anschlingungen durchschnitten wird. In der Regel läßt sich die Übersicht auch durch die Liga-tur und Resektion der A. pudenda externa verbessern. Zuletzt erfolgt die Abbindung des Stumpfes unmittelbar an der Einmündung zum tiefen Venensystem. Diese Stelle ist an der halbmondförmigen Falte und an der Farbänderung der Gefäße zu erkennen (Abb. 39). Auf jede weiterführende Darstellung der V. femoralis communis wird verzichtet.

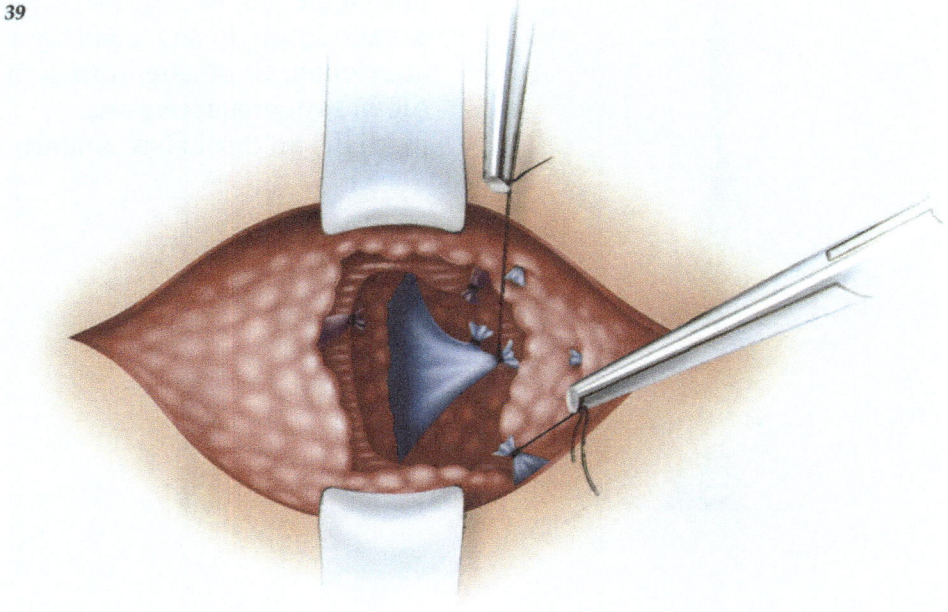

In einem chirurgischen Krankengut verhalten sich die Rezirkulationskreise I bis IV etwa im Verhältnis 30:30:40:<1. Das Stadium IV wird demnach nur sehr selten beobachtet. Es kommt in Verbindung mit venösen Dysplasien oder bei der sekundären Stammvarikose des postthrombotischen Syndroms vor. Deshalb erscheint die Babcocksche Operation heute nur noch ausnahmsweise indiziert. Wichtig ist auch, daß die Belassung des distalen Abschnitts der V. saphena magna dem Patienten ein wertvolles Transplantat für die Herz- und Gefäßchirurgie erhält.

Die partielle Saphenaresektion bei den Rezirkulationskreisen II und III kann prinzipiell durch drei Methoden erfolgen. In klassischer Weise wird vom Stumpf aus die *Nabatoff-Sonde* bis zum distalen Insuffizienzpunkt eingeführt und hier durch einen

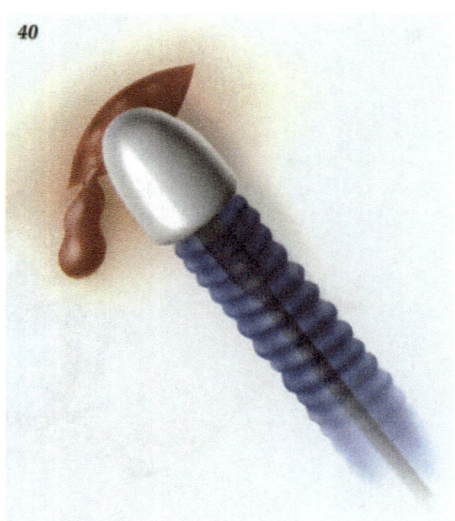

2 cm langen Hautschnitt ausgeleitet. Nach der Abbindung des (suffizienten) distalen Gefäßstammes und des konjugierenden Seitenastes erfolgt die Extraktion mit einem möglichst kleinen Sondenkopf (Abb. 40).

Wenn die Gefäßerweiterung nicht gerade extrem ist, empfiehlt sich das *Invaginationsverfahren* (Abb. 41). Dazu wird der proximale Venenstumpf am Gewinde der Sonde festgebunden; das Gefäß läßt sich dann durch Invagination an sich selbst herausziehen. Es erscheint ratsam, die V. saphena accessoria medialis an der Leiste isoliert

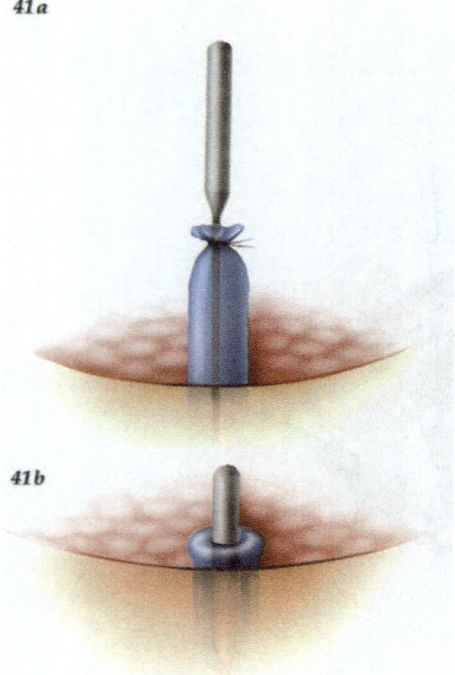

41a

41b

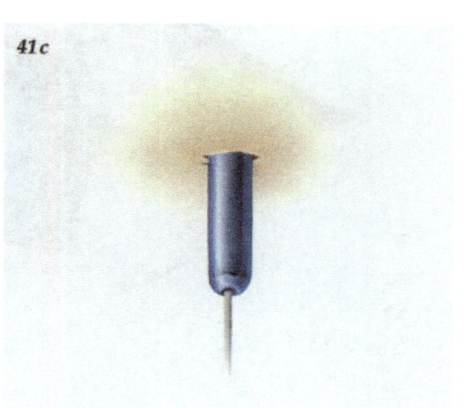

41c

abzubinden. Der Durchzug eines langen Fadens mit der Sonde durch den Operationskanal erlaubt es, die Vene durch eine zusätzliche Inzision wieder aufzufinden, wenn sie einmal abreißt. Der Vorteil des Invaginationsverfahrens besteht darin, daß die distale Inzision nur 2 mm lang zu sein braucht und daß praktisch keine Blutung eintritt; die Operation ist weitgehendst atraumatisch.

Als drittes technisches Prinzip kommt die Anwendung der *Kryo-Methode* in Betracht (Abb. 42).

Formen der inkompletten Stammvarikose

Nach der Position des proximalen Insuffizienzpunktes lassen sich verschiedene inkomplette Formen der Stammvarikose und damit des Rezirkulationskreises definieren, die einer speziellen chirurgischen Strategie bedürfen. Wenn sich der proximale Insuffizienzpunkt der V. saphena magna in der Leiste befindet, liegt die *komplette* Form vor. Bei den *inkompletten* Typen wird die V. saphena magna weiter distal insuffizient,

Abb. 42 a-c
Partielle Extraktion der
V. saphena magna durch
Kryo-Technik. Instrumentarium
der Firma Erbe Elektromedizin
GmbH, Tübingen
a: Einführung der starren
Kryo-Sonde bis zum distalen
Insuffizienzpunkt
b: Anfrierung der Sonde durch
Abkühlung mit flüssigem Stick-
stoff
c: Abriß am distalen Insuffizienz-
punkt und Extraktion nach
proximal

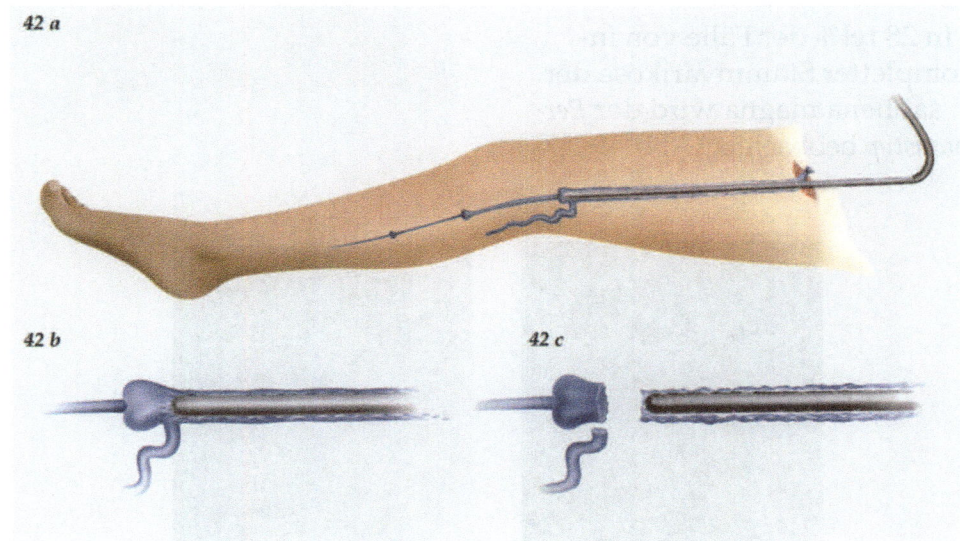

42 a

42 b   42 c

Dazu wird die starre Kryo-Sonde bis zum distalen Insuffizienzpunkt retrograd eingeführt; durch Kälte-Applikation friert der Saphenastamm an der Sonde fest und läßt sich herausziehen. Eine zusätzliche Inzision im Bereich des distalen Insuffizienzpunkt ist oftmals nicht notwendig. Auch hierbei kommt es wegen der geringen Traumatisierung zu keiner Blutung aus dem Wundkanal.

und zwar an der Einmündung ihres insuffizienten transfaszialen Kommunikationsgefässes (Hach 1983, Abb. 43).

Die differenzierte präoperative Diagnostik ist praktisch nur mit der aszendierenden Preßphlebographie möglich. Die Ultraschallmethoden vermögen bei der Vielfalt der anatomischen Variationen keine verläßliche Information zu geben, und auf die kommt es dem Chirurgen ja gerade hier an.

Der *Seitenasttyp* kommt mit 55 rel% am häufigsten vor (Abb. 43, 44). Hier beginnt der Rezirkulationskreis I mit der Seitenastvarikose der V. saphena accessoria lateralis, die dann im Bereich des Oberschenkels zur Ausbildung der Stammvarikose (mit einem *zweiten* proximalen Insuffizienzpunkt) führt. Die operative Behandlung unterscheidet sich nicht vom kompletten Typ; nur muß die variköse V. saphena accessoria lateralis durch Stichinzisionen oder durch die postoperative Sklerosierung beseitigt werden.

In 28 rel% der Fälle von inkompletter Stammvarikose der V. saphena magna wird der *Perforanstyp* beobachtet (Abb. 45–47).

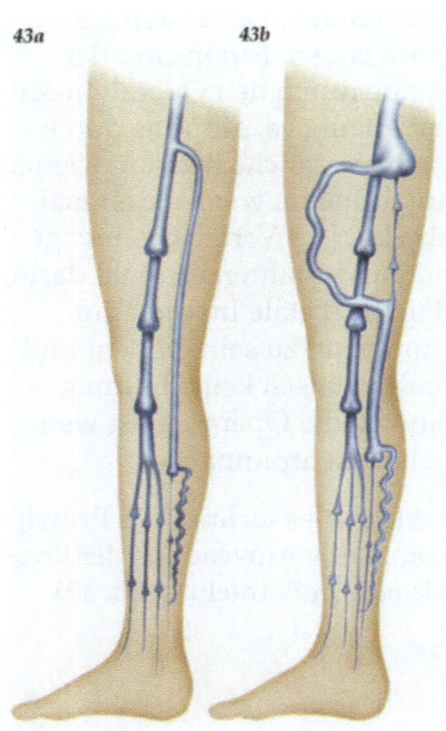

Abb. 43a und b
Schematische Darstellung einer kompletten Stammvarikose der V. saphena magna mit proximalem Insuffizienzpunkt in der Leiste (a) und inkompletter Stammvarikose vom Seitenasttyp (b). Proximale Insuffizienzpunkte in der Leiste sowie an der Einmündung der varikösen V. saphena accessoria lateralis in der Mitte des Oberschenkels

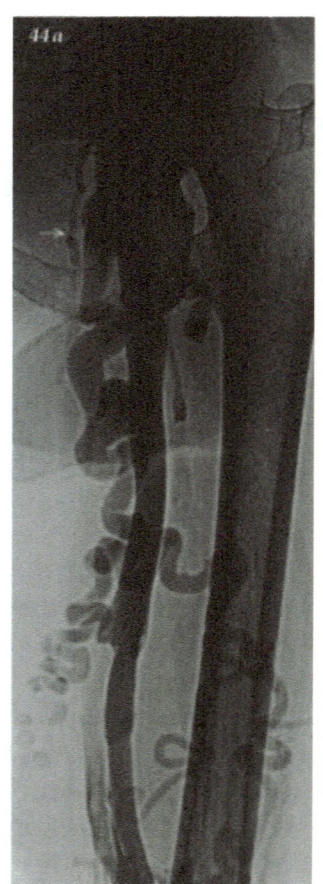
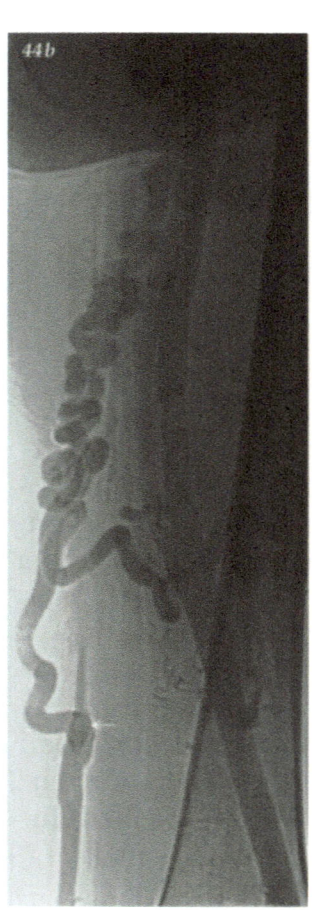

Abb. 44 a und b
Inkomplette Stammvarikose der V. saphena magna vom Seitenasttyp.
Proximale Insuffizienzpunkte (→) in der Leiste (a) sowie am Oberschenkel (b).
Distaler Insuffizienzpunkt nicht abgebildet. Darstellung durch aszendierende Preßphlebographie

Abb. 45
Schematische Darstellung einer inkompletten Stammvarikose der V. saphena magna vom Doddschen Perforanstyp. Der proximale Insuffizienzpunkt liegt in der Mitte des Oberschenkels, der distale entsprechend dem Stadium III am Unterschenkel

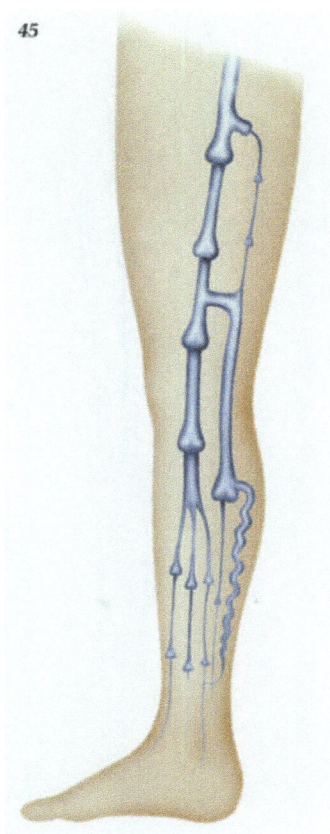

Abb. 47
Klinischer Aspekt einer inkompletten Stammvarikose der V. saphena magna vom Doddschen Perforanstyp

Abb. 46
Inkomplette Stammvarikose der V. saphena magna vom Perforanstyp. Proximaler Insuffizienzpunkt wird in der Mitte des Oberschenkels durch die Doddsche V. perforans gebildet (→). Normaler Abschnitt der V. saphena magna ↔

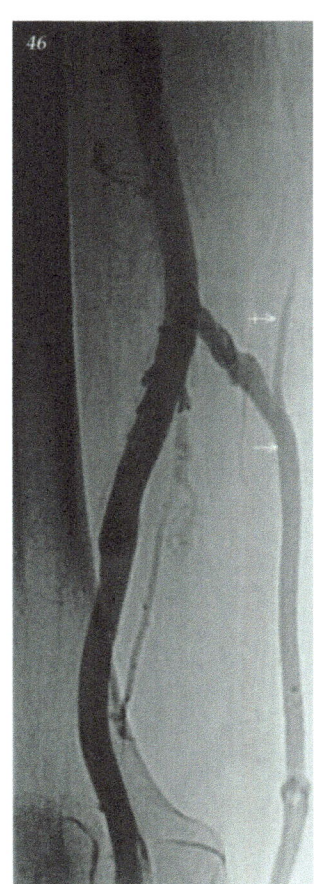

Abb. 48
Operationssitus zur selektiven Dissektion der Doddschen V. perforans. 4 cm langer Längsschnitt über dem Doppler-sonographisch lokalisierten proximalen Insuffizienzpunkt. Unterbindung und Abtragung des suffizienten Saphena-Abschnitts nach proximal. Dissektion der V. perforans an der Einmündung zur V. femoralis superficialis und Stripping nach distal (rechts im Bild)

Dabei stellt sich die Doddsche Verbindungsvene als insuffizientes Kommunikationsgefäß dar. Bei der operativen Behandlung bleibt die Leiste unberührt; die Doddsche Vene wird durch einen Längsschnitt von 3 - 4 cm am Oberschenkel freigelegt (Abb. 48) und nahe ihrer Einmündung in die V. femoralis superficialis abgetragen. Dann erfolgt die partielle Saphenaresektion nach distal. Zur genauen Lokalisation der Doddschen Vene vor dem Eingriff ist die Doppler-Untersuchung geeignet.

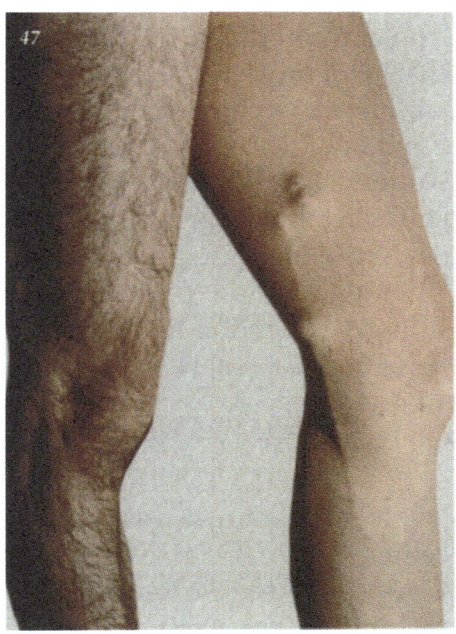

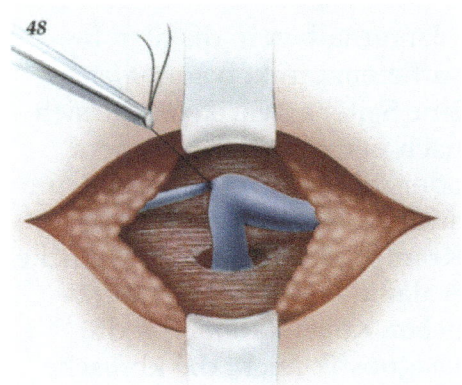

Von größter praktischer Bedeutung erscheint der *dorsale Typ* mit einer relativen Häufigkeit von 17% (Abb. 49, 50). Er geht von einem insuffizienten Mündungstrichter der V. saphena parva und einer varikösen V. femoro-poplitea aus; der proximale Insuffizienzpunkt der V. saphena magna findet sich im Bereich des Oberschenkels. Keineswegs selten läuft die Verbindung über die Giacomini-Anastomose zur V. saphena accessoria medialis hin (Abb. 49b). Die Operation besteht aus zwei Teilen. Zuerst wird in Bauchlage die insuffiziente Mündungsregion der V. saphena parva durch Krossektomie saniert (Abb. 66-68). Dabei muß die V. femoro-poplitea so weit wie möglich proximal ligiert und abgetragen werden. Die V. saphena parva bleibt distal ihrer Krosse erhalten. Nach der Umlagerung des Patienten wird die partielle Saphena-Resektion in üblicher Weise beendet. Meistens darf auf die Magna-Krossektomie dabei verzichtet werden.

Zweiter Abschnitt des Rezirkulationskreises: Konjugierende Seitenast- und retikuläre Varikose

Unterhalb vom distalen Insuffizienzpunkt beginnt *immer* eine Seitenastvarikose, die sich nach peripher in einen mehr oder minder verzweigten Baum aufteilt. Oftmals waren diese Krampfadern der ursprüngliche Anlaß des Patienten zur ärztlichen Konsultation. Für die Diagnostik reicht die klinische Untersuchung aus.

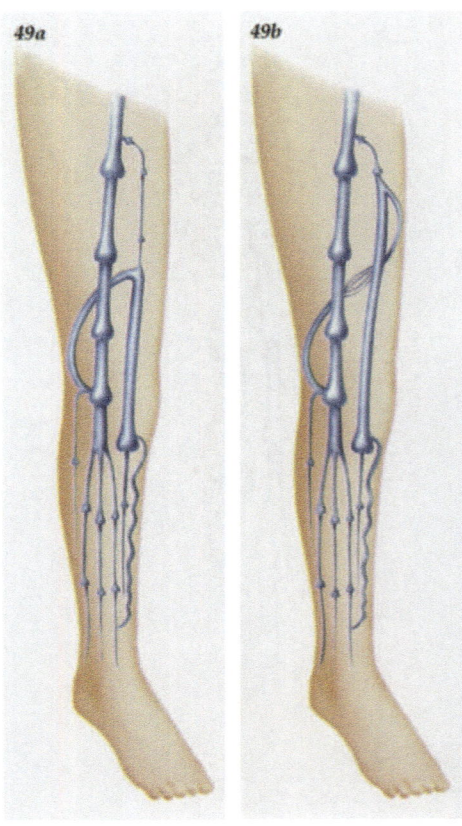

49a   49b

Größere Seitenäste lassen sich durch die subkutane Venenexhairese von winzigen Hautschnitten aus entfernen. Sie werden mit kleinsten Haken oder Klemmen gefaßt (Abb. 51). Als alleinige Maßnahme im Sinne der sogenannten Mikrochirurgie von Varizen hat die subkutane Exhairese im Rahmen des Rezirkulationskreises keine Indikation.

Kleine Gefäße eignen sich am besten zur Sklerosierung in der

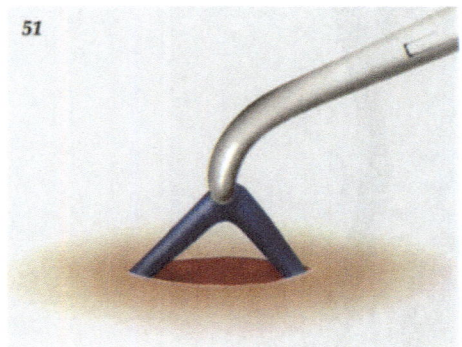

51

Abb. 49a und b
Schematische Darstellung einer inkompletten Stammvarikose der V. saphena magna vom dorsalen Typ. Insuffizienz des proximalen Abschnitts der V. saphena parva bis zum Abgang der varikösen V. femoro-poplitea, die unmittelbar in die V. saphena magna einmündet (a). Variation über die Giacomini- Anastomose und die V. saphena accessoria medialis zur V. saphena magna (b)

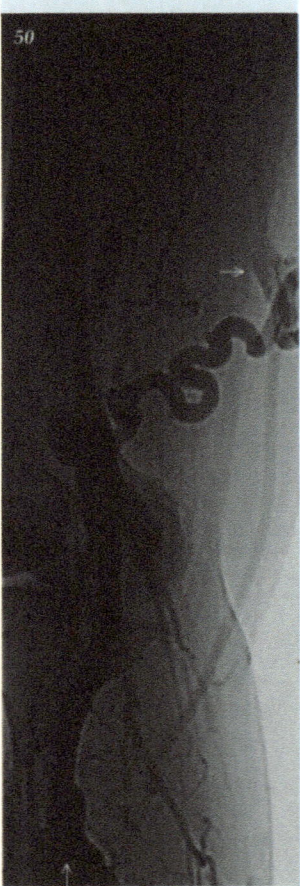

50

Abb. 50
Inkomplette Stammvarikose der V. saphena magna vom dorsalen Typ. Ausbildung des proximalen Insuffizienzpunktes oberhalb vom Knie (→) durch die variköse V. femoro-poplitea. Darstellung durch aszendierende Preßphlebographie bei Innenrotation

Abb. 51
Venenexhairese mit feinen Klemmchen von einem winzigen Hautschnitt aus. Vergrößerte Darstellung

postoperativen Phase. Sie lassen sich aber auch gleich während des Eingriffs durch einen mit Äthoxysklerol (2-3%) getränkten Faden veröden, der nach einem Konzept der alten Venenchirurgie (S. 14) perkutan in die Varizen eingestochen und 2 bis 3 Tage belassen wird. Die intraoperative Injektion eines Verödungsmittels (Moskowicz 1949) ist wegen der Gefahr einer Schädigung der tiefen Venen heute nicht mehr indiziert.

Die Behandlung einer Seitenastvarikose muß hohen ästhetischen Ansprüchen genügen. Ein Verschluß der winzigen Operationswunden kann durch ein Klebezugpflaster erfolgen. Wir bevorzugen jedoch unsere Korbhenkelnaht mit einem monofilen Faden, die eine absolut spannungsfreie Adaption der Wundränder und somit ein optimales kosmetisches Ergebnis garantiert (Abb. 52).

Dritter Abschnitt des Rezirkulationskreises: Cockettsche Perforansvarikose

Unter den verschiedenen Formen der Perforansvarikose in einem Rezirkulationskreis kommt der mittleren und oberen Cockettschen Gruppe die größte Bedeutung zu. Allein die Existenz der Perforansinsuffizienz deutet in den meisten Fällen darauf hin, daß die tiefen Venen bereits in den krankhaften Prozeß einbezogen sind. Die Meßwerte der globalen Hämodynamik sind deshalb pathologisch verändert, der Rezirkulationskreis ist dekompensiert.

Die aktivierte Cockettsche Perforansvarikose verursacht typische klinische Symptome, die meistens eine genaue Lokalisation erlauben. Durch die gleitende digitale Palpation läßt sich am liegenden Patienten eine schmerzempfindliche Gewebslücke ertasten, die durch den *Canyon-Effekt* der Krampfader

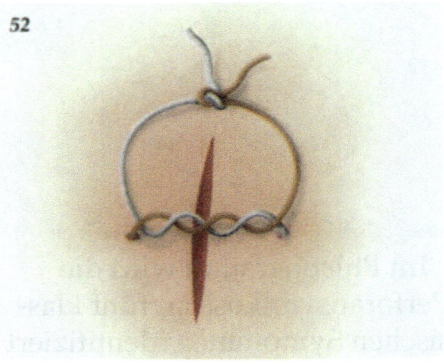

hervorgerufen wird. Im Stehen tritt der *Blow-out* hervor (Abb. 53). Mitunter ist diese Stelle auch durch Besenreiser oder Pigmentierungen gekennzeichnet.

Die Identifikation der Cockettschen Perforans-Insuffizienz durch die Duplex-Sonographie oder durch die Phlebographie erscheint problematisch, da es keine standardisierten Bedingungen für die aktuelle Strömungsdynamik gibt. Sobald der Nachweis durch einen retrograden Flow gelingt, gilt die Diagnose als sicher (Spezifität 100%);

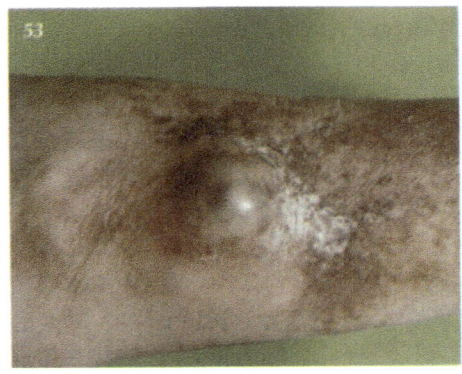

Abb. 52
Korbhenkelnaht mit einem monofilen Faden zum spannungsfreien Hautverschluß. Ästhetische Narbenbildung. Vergrößerte Darstellung

Abb. 53
Thrombosierter Blow-out über der oberen Cockettschen V. perforans mit chronisch-venösem Stauungssyndrom distal davon. Dekompensierter Rezirkulationskreis III bei 75jähriger Patientin mit Krankheitsdauer über 50 Jahre

aber nicht in jedem Fall läßt sich die Perforans-Insuffizienz bei der Untersuchung an der Strömungsumkehr erkennen (Sensibilität 70%; Hach 1981).

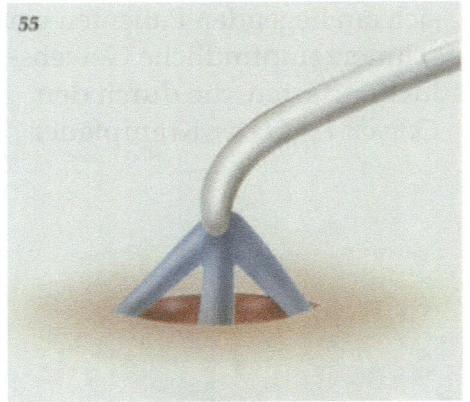

Im Phlebogramm wird die Perforansvarikose an fünf klassischen Symptomen identifiziert (Abb. 54). Bei einem ausgeprägten Befund ist die V. tibialis posterior in die hämodynamische Situation einbezogen; das Gefäß erweitert sich und weist eine leichte Schlängelung auf. In Analogie zur sekundären Popliteal- und Femoralvenen-Insuffizienz wird von der sekundären Tibialvenen-Insuffizienz gesprochen.

Zur operativen Behandlung der Perforansvarikose sind mehrere Methoden bekannt. Wenn keinerlei Hautveränderungen bestehen, wird die Extraktion des Gefäßes von einer winzigen Hautinzision aus bevorzugt (Abb. 55); die kleine Blutung kommt spontan zum Stehen. Einen ähnlichen Effekt hat die subkutane Dissektion mit dem Klappschen Messer. Bei ausgeprägtem Befund ist die selektive Ausschaltung nach May (1974) indiziert (Abb. 56). Der 3 - 4 cm lange Hautschnitt

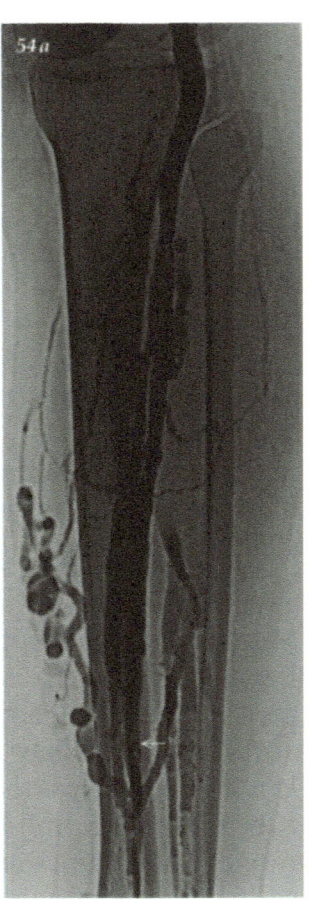
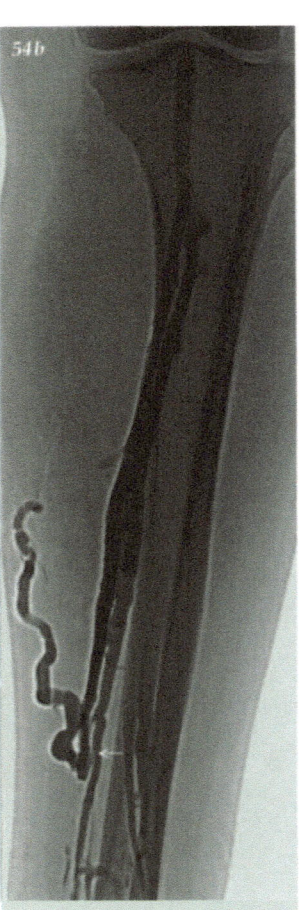

liegt direkt über der tastbaren Gewebslücke. Die Vene wird unmittelbar im Niveau der Fascia cruris ligiert und disseziert. Ein größeres Loch in der Faszie sollte durch eine Z-Naht verschlossen werden. Um langwierigen Wundheilungsstörungen vorzubeugen, sind alle weiteren Präparationen im Operationsbereich zu vermeiden.

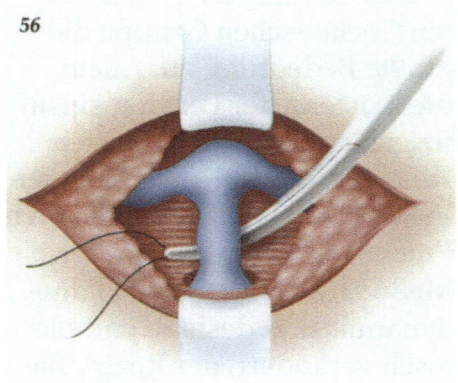

Abb. 54 a und b
Insuffizienz der mittleren Cockettschen V. perforans mit den 5 klassischen Röntgensymptomen: Verlust der Paarigkeit und der Venenklappen, zylindrische Form, Aufrichtung in die gegensinnige Verlaufsrichtung und retrograder Blutstrom. Typischer Blow-out. Erweiterung und vermehrte Kontrastdichte des zuständigen Astes der gedoppelten V. tibialis posterior im Sinne der sekundären Tibialvenen-Insuffizienz (→). Darstellung durch aszendierende Preßphlebologie bei Innenrotation (a) und im seitlichen Strahlengang (b)

Abb. 55
Stichinzision zur Extraktion einer kleinen und gut lokalisierbaren Cockettschen V. perforans. Cave Verletzung der Lymphgefäße. Vergrößerte Darstellung

Abb. 56
Selektive Dissektion einer insuffizienten V. perforans von einem 3-4 cm langen Hautschnitt aus

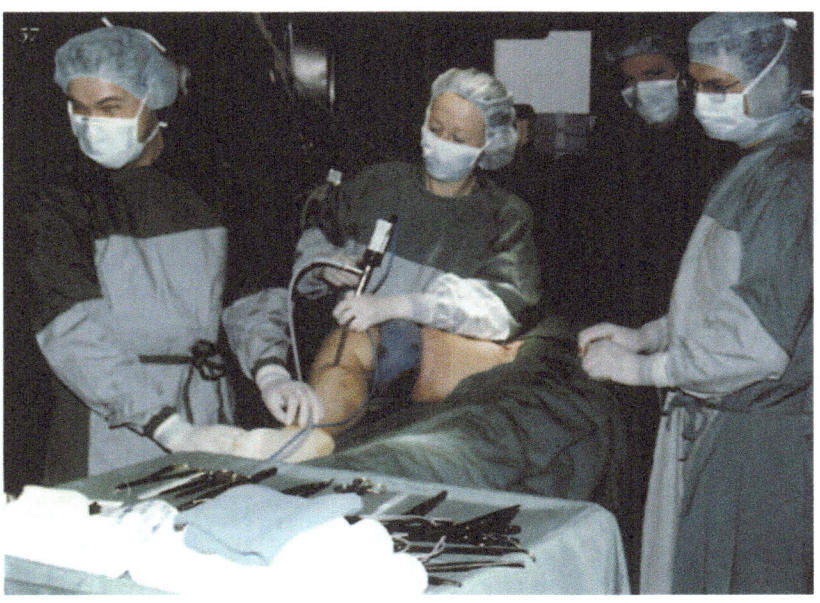

Abb. 57
Operationsszene bei der endoskopischen Perforansdissektion
mit Fernsehkette

Abb. 58
Instrumentarium zur endo-
skopischen Perforansdissektion
(Fa. Storz, Tuttlingen)

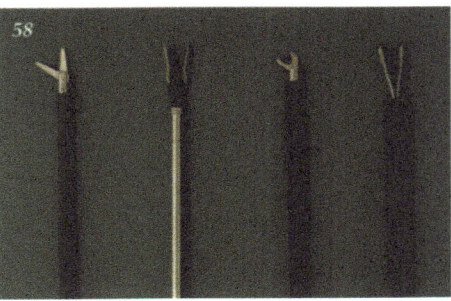

Bei einer Aktivierung der Cockettschen Perforansvarikose infolge sekundärer Leitvenen-Insuffizienz, vor allem aber beim postthrombotischen Syndrom, treten die Veränderungen des chronisch-venösen Stauungs-syndroms auf und erfordern die selektive Dissektion. Früher galt der transfasziale Zugang nach Cockett (1955) von einem gesunden Hautareal aus als Methode der Wahl, heute ist das endoskopische Verfahren zu bevorzugen (Abb. 57).

Die endoskopische Perforans-dissektion erfolgt am besten in Blutleere mit der Löfqvist-Man-schette. Das Endoskop wird an der Innenseite des Unter-schenkels in den subfaszialen Raum eingeführt. Für die Prä-paration stehen spezielle Instru-mente zur Verfügung (Abb. 58). Die Dissektion einer insuffizien-ten V. perforans wird durch Elektrokoagulation oder mit der Laser-Technik vollzogen. Der Arbeitsvorgang läßt sich direkt am Endoskop verfolgen, besser und bequemer jedoch auf dem Monitor einer Fernsehkette.

Wenn die Perforansdissektion im Rahmen der Sanierung eines dekompensierten Rezirkula-tionskreises der V. saphena magna vorgenommen werden soll, dann beginnt der Eingriff mit der Krossektomie, der Einführung und Ausleitung der Nabatoff-Sonde unterhalb vom Knie. Die Rollmanschette nach Löfqvist läßt sich über die lie-gende Nabatoff-Sonde am Ober-schenkel anbringen. Dann er-folgen nacheinander die endo-skopische Perforansdissektion (gegebenenfalls mit Paratibialer Fasziotomie), die Lösung der Blutsperre, das Stripping-Manöver und die Anlegung des Kompressionsverbandes.

Vierter Abschnitt des Rezirkulationskreises: Sekundäre Popliteal- und Femoralveneninsuffizienz

Im Laufe der Zeit werden die tiefen Leitvenen durch das rezirkulierende Blutvolumen überlastet; sie elongieren und dilatieren bis zur Schlußun-fähigkeit der Venenklappen; es entsteht eine antegrade Strömungs-Insuffizienz (Hach et al 1980, Hach-Wunderle 1992).

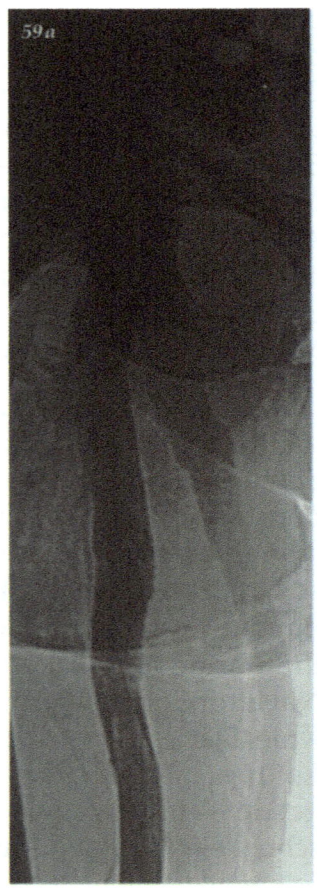

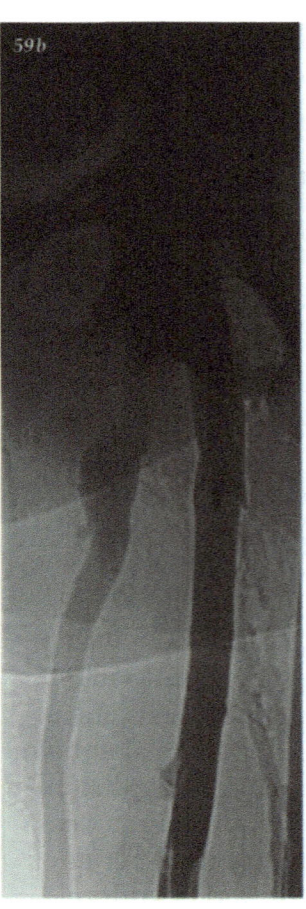

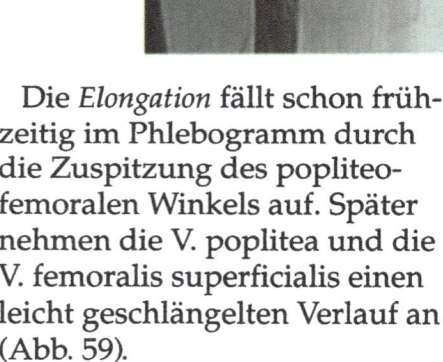

Die *Elongation* fällt schon frühzeitig im Phlebogramm durch
die Zuspitzung des popliteo-
femoralen Winkels auf. Später
nehmen die V. poplitea und die
V. femoralis superficialis einen
leicht geschlängelten Verlauf an
(Abb. 59).

Die *Dilatation* ist hauptsächlich in der popliteo-femoralen
Etage zu erkennen, manchmal
aber auch in den Vv. iliacae.
Am Unterschenkel verteilt sich
die Zunahme des Blutvolumens
auf fünf oder mehr Venen mit
relativ dichtem Klappenbesatz,
an denen sich die peripheren
Venenpumpen außerdem noch
am stärksten auswirken; dadurch wird die hämodynamische Mehrbelastung hier gut
kompensiert. In der popliteo-

femoralen Achse kommt es zur
Erweiterung der Gefäßlumina,
bis die Klappen nicht mehr
schließen. Damit sind die Voraussetzungen für eine zuneh-
mende Insuffizienz der Venenpumpen gegeben. Der dynamische periphere Venendruck
steigt an, und es entsteht das
chronisch-venöse Stauungssyndrom.

Als drittes Röntgenzeichen ist
die schwere *Beeinträchtigung der
Strömungsdynamik* beim Wadenkompressionstest zu betrachten.
Die Phlebogramme vermitteln
dadurch einen technisch un-
zureichenden, verwaschenen
Eindruck.

Welche Faktoren für die **Entstehung** der sekundären Leitvenen-Insuffizienz richtungswei-

send sind, ist bisher nur teilweise bekannt. Die größte Bedeutung hat die topographische *Position des distalen Insuffizienzpunktes*. Bei einem Rezirkulationskreis I wird das klinische Bild von der konjugierenden Seitenastvarikose der V. saphena accessoria lateralis beherrscht; die starke Schlängelung der Varizen bremst die retrograde Blutströmung so stark ab, daß die hämodynamische Belastung der Peripherie gering bleibt (Abb. 60, 61). Veränderungen des dynamischen Venendrucks und eine sekundäre Popliteal- und Femoralvenen-Insuffizienz werden so gut wie nie gesehen. Beim anderen Extrem, dem Rezirkulationskreis IV, erlaubt die Stammvarikose dagegen einen ungehinderten Rückfluß des Blutes mit hohem Volumenangebot bis zum Fuß. Die sekundäre Leitvenen-Insuffizienz mit ihren Folgen tritt deshalb schon sehr frühzeitig auf; mitunter erkrankt der Patient bereits in der Jugendzeit an seinem ersten Ulcus cruris. Zwischen

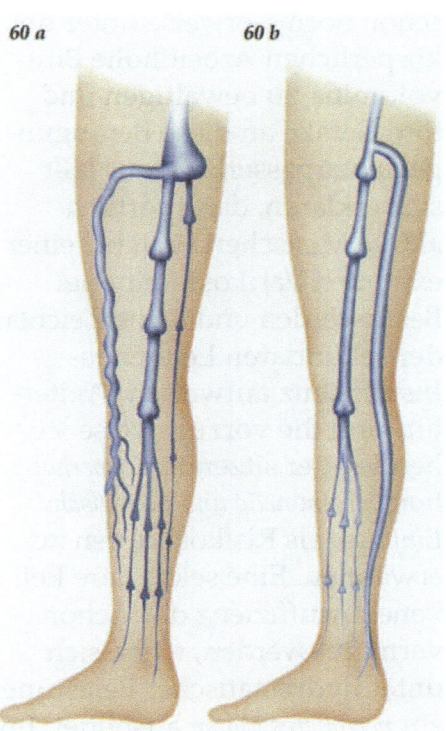

60 a   60 b

dem Rezirkulationskreis I und IV liegen die vielfältigen Variationen der kompletten und inkompletten Stammvarikose.

Über die Bedeutung von hereditären Veränderungen der *Gefäßstruktur* als Ursache der sekundären Popliteal- und Femoralveneninsuffizienz liegen bisher keine Untersuchungen vor. Möglicherweise gibt es eine angeborene Störung im Aufbau der Venenwand, die einen dilatativen Prozeß begünstigt (Staubesand 1978). Zu einer sogenannten *primären Leitveneninsuffizienz* sind ebenfalls keine genauen Fakten bekannt.

Eine wichtige Rolle muß dem *Training* der peripheren Venenpumpen beigemessen werden. Sportler mit kräftiger Entwicklung der Muskulatur vermögen

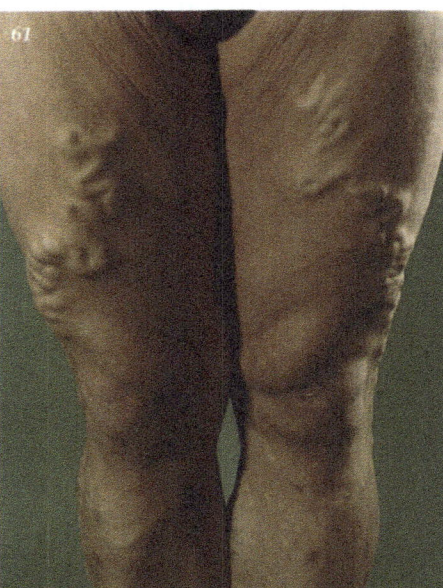

schon normalerweise unter der körperlichen Arbeit hohe Blutvolumina zu bewältigen und ihre Gefäße an diese Bedingungen anzupassen. Daraus läßt sich erklären, daß sportlich aktive Menschen auch bei einer extremen Varikose keinerlei Beschwerden und keine Zeichen der sekundären Leitvenen-Insuffizienz aufweisen. Weiterhin sind die vorzugsweise stehende oder sitzende *Körperhaltung, hormonelle und thermische Einflüsse* als Risikofaktoren zu erwähnen. Eine sekundäre Leitveneninsuffizienz darf schon vermutet werden, wenn sich unter hydrostatischer Belastung ein *peripheres Ödem* ausbildet. Im weiteren Verlauf der Krankheit treten dann die *dermatologischen Komplikationen* des chronisch-venösen Stauungssyndroms in Erscheinung. Es kommt zu Pigmentierungen, Stauungsekzem und Atrophie blanche, später dann auch zur Dermatolipofasziosklerose, zum Ulcus cruris und zum arthrogenen Stauungssyndrom (Abb. 75). Die Lokalisation der Hautveränderungen auf der Innenseite des Unterschenkels erfolgt dabei durch die Aktivierung der Cockettschen Perforans-Varikose.

Die sekundäre Popliteal- und Femoralveneninsuffizienz gilt im Prinzip als eine *Röntgendiagnose*. Mit der direktionalen und der Duplex-Sonographie läßt sich die Krankheit nur unsicher feststellen; der Wadenkompressionstest zeigt eine Reduktion der systolischen Strömungsbeschleunigung und der *D*ekompressionstest einen erschöpfbaren Rückstrom (Abb. 62). Die globalen Meßparameter weisen eine Erhöhung des dynamischen Venendrucks sowie der venösen Kapazität und Drainage auf.

Für den Chirurgen ist die Erkennung der sekundären Leitvenen-Insuffizienz von größter Bedeutung. Es liegt die Indikation zur *kompletten Sanierung* des extrafaszialen Venensystems vor. Trotzdem wird der Patient nicht geheilt, denn die Veränderungen im tiefen Venensystem bleiben zunächst bestehen. Ein Teil der klinischen Symptomatik hält auch nach der Operation an, und es muß mit einer Rezidivquote der Varikose einschließlich neuer Perforans-Insuffizienzen gerechnet werden. Deshalb erscheinen sowohl die objektive Dokumentation der präoperativen Situation als auch die umfassende Aufklärung des Patienten notwendig.

Eine operative Korrektur der sekundären Popliteal- und Femoralveneninsuffizienz ist bisher nicht möglich. Mit der Valvuloplastik liegen keine Erfahrungen vor. Im Vordergrund stehen die Fortsetzung der Kompressionstherapie mit Strümpfen der Klasse II A-D

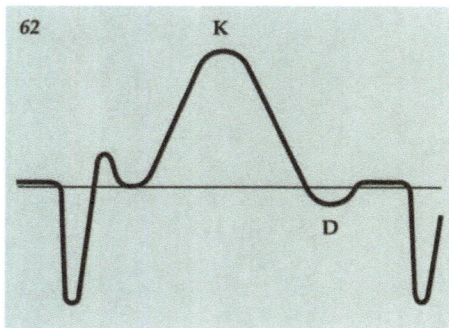

Abb. 62
Pathologischer Ausfall des Wadenkompressions- (K) und Wadendekompressions-Tests (D) über der V. femoralis superficialis bei sekundärer Popliteal- und Femoralvenen-Insuffizienz. Verplumpung des A-Sound und erschöpfbarer retrograder Reflux als Zeichen der antegraden Strömungsinsuffizienz. Untersuchung am stehenden Patienten. Vergleiche Abb. 22

Abb. 63
Stammvarikose der V. saphena parva mit dekompensiertem Rezirkulationskreis II. Außerdem schwere Seitenastvarikose. Lokalisation des chronisch-venösen Stauungssyndroms am Außenknöchel. 60jährige Patientin mit einem Krankheitsverlauf von über 35 Jahren.

und vor allem eine konsequente Übungsbehandlung der venösen Pump-Funktion. Innerhalb von Wochen und Monaten können sich die hämodynamischen Bedingungen in entscheidender Weise bessern oder sogar normalisieren. Dieser Verlauf läßt sich an den Parametern der globalen venösen Hämodynamik verfolgen.

Rezirkulationskreise der V. saphena parva

Auch die Stammvarikose der V. saphena parva führt zur Ausbildung eines Rezirkulationskreises. Die Krankheit zeigt in der Regel aber einen längeren und milden Verlauf, bis es schließlich aber doch zur Dekompensation mit einer entsprechenden dermatologischen

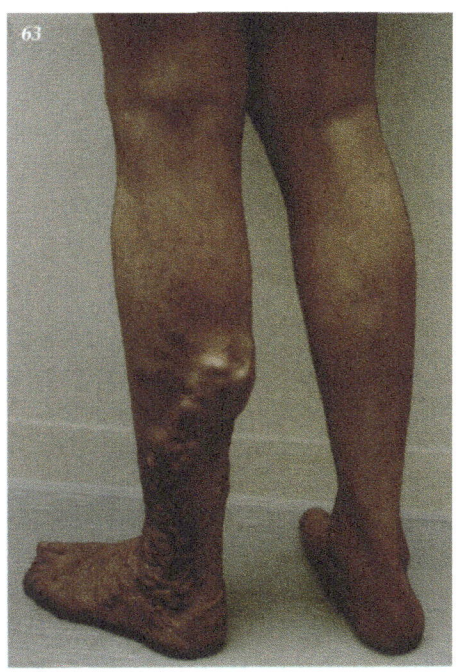

Symptomatik kommt (Abb. 63). Der Grund liegt darin, daß normalerweise oberhalb des proximalen Insuffizienzpunktes noch mehrere Venenklappen in der V. femoralis superficialis einge-

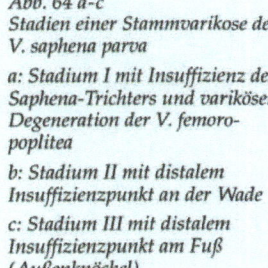

Abb. 64 a-c
Stadien einer Stammvarikose der V. saphena parva

a: Stadium I mit Insuffizienz des Saphena-Trichters und variköser Degeneration der V. femoropoplitea

b: Stadium II mit distalem Insuffizienzpunkt an der Wade

c: Stadium III mit distalem Insuffizienzpunkt am Fuß (Außenknöchel)

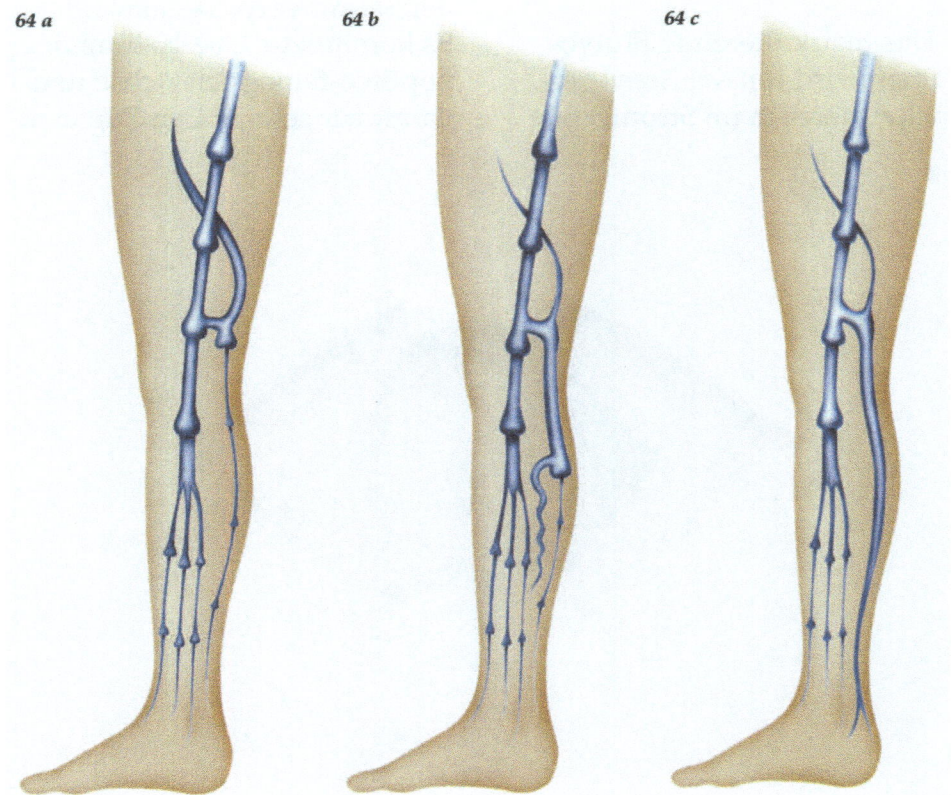

64 a   64 b   64 c

schaltet sind. Infolgedessen ist
auch das rezirkulierende Blutvolumen geringer als bei einer
Stammvarikose der V. saphena
magna. Trotzdem kann unter
ungünstigen Bedingungen die
sekundäre Leitvenen-Insuffizienz entstehen.

Bei der Stammvarikose der
V. saphena parva werden ebenfalls *komplette* und *inkomplette
Formen* differenziert. Nach der
Position des distalen Insuffizienzpunktes gibt es drei Stadien (Abb. 64): Das Stadium I
liegt bei einer Seitenastvarikose
der V. femoro-poplitea vor.
Beim Stadium II reicht die
Stammvarikose bis zum distalen Insuffizienzpunkt an der
Wade, wo die charakteristische
konjugierende Seitenastvarikose abgeht. (Abb. 65 a und b).
Im Stadium III zieht die Stammvarikose bis zum Fuß.

Das rezirkulierende Blutvolumen wird um *den Anteil* ver-
mehrt, der sich im Stromgebiet

der Stammvarikose aufstaut.
Es kommt zur Überlastung der
popliteo-femoralen Achse und
damit zur sekundären Popliteal-

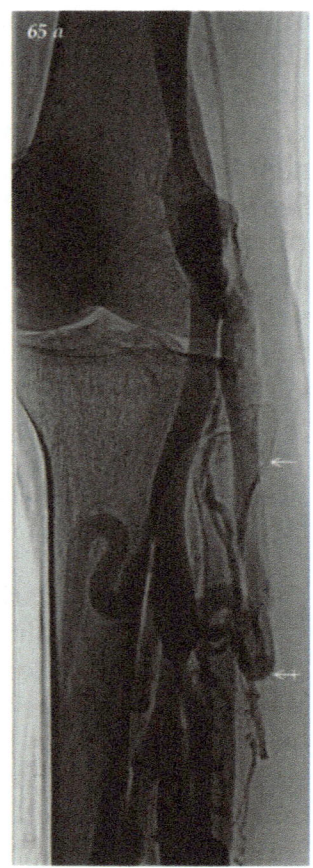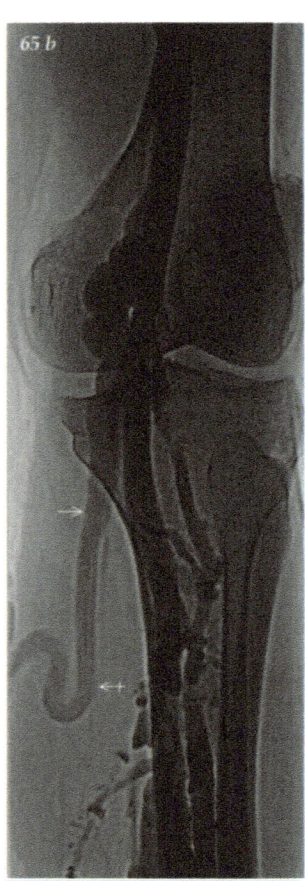

Abb. 65 a und b
*Stammvarikose der V. saphena
parva im Stadium II (→).
Distaler Insuffizienzpunkt in
der Mitte der Wade, dort auch
Beginn der konjugierenden
Seitenastvarikose (↔).
Weitere wichtige Informierung
des Chirurgen über den stark
geschlängelten Venenverlauf
vor der Einmündung in die
V. poplitea und über die
Topographie der suffizienten
V. femoro-poplitea.
Aszendierende Preßphlebo-
graphie links bei Innenrotation
(a) und im seitlichen Strahlen-
gang (b)*

66

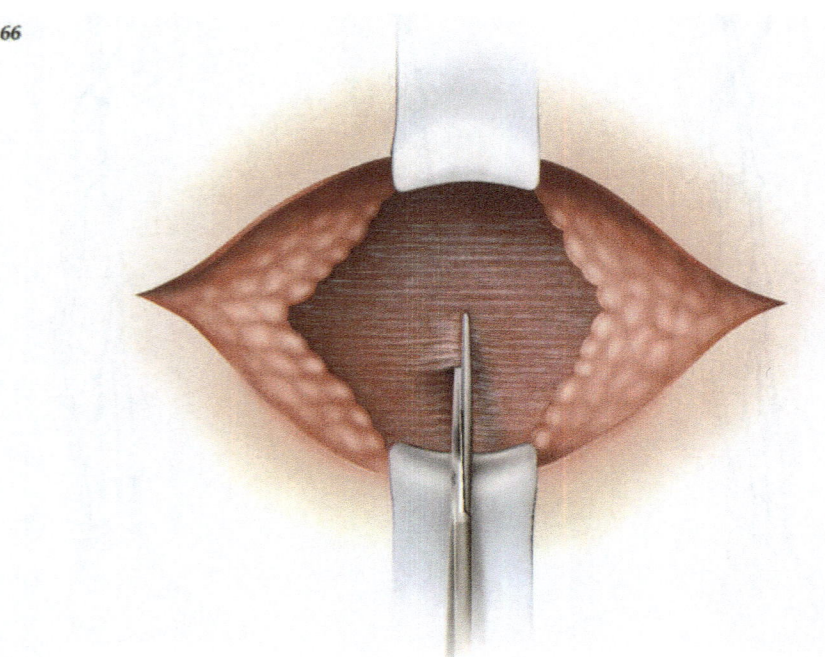

Abb. 66
*Operationssitus I zur Parva-
Krossektomie. Bei Bauchlage des
Patienten querer Hautschnitt
in der Kniekehle. Spaltung der
Fascia cruris in Längsrichtung
des Beins.
Vergrößerte Darstellung*

Abb. 67
*Operationssitus II zur Parva-
Krossektomie. Anschlingung der
V. saphena parva bei Beugung im
Kniegelenk.
Vergrößerte Darstellung*

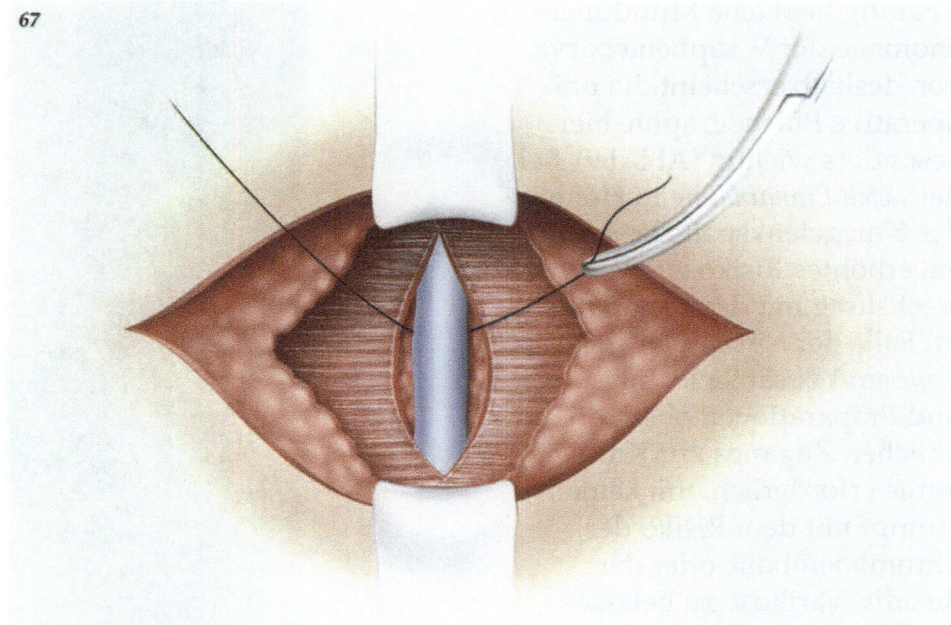

67

und Femoralveneninsuffizienz.
Die dermatologischen Komplikationen des *chronisch-venösen
Stauungssyndroms* sind unterhalb
des Außenknöchels lokalisiert
oder sie werden durch eine
Cockettsche Perforans-Insuffizienz zur Innenseite in die supra-
malleoläre Position dirigiert.

Die operative Behandlung
besteht aus der Parva-Krossek-
tomie sowie aus der partiellen
oder kompletten Resektion der
Stammvene. Die Krossektomie
wird in Bauchlage des Patienten mit leicht eingebeugtem Knie
vorgenommen (Abb. 66). Der
Hautschnitt ist 3 - 4 cm lang und
befindet sich direkt in der Gelenk-
falte. Nach Durchtrennung der
Fascia cruris quer zur Faserrich-
tung in der Längsachse des Beins
wird die Vene angeschlungen
(Abb. 67) und zur besseren Übersicht im Operationsbereich
durchtrennt. Während der weiteren Präparation lassen sich die
V. femoro-poplitea und Muskel-

venen abtragen. Die Ligatur
der Stammvene erfolgt dann
unmittelbar an ihrer Einmündung zur V. poplitea proximal
des sogenannten Mündungs-
aneurysmas (Abb. 68). Auf die
Schonung der begleitenden
anatomischen Strukturen in der
Kniekehle ist überaus sorgfältig
zu achten.

Abb. 68
*Operationssitus III zur Parva-
Krossektomie. Durchtrennung
der V. saphena parva, um die
Präparation bis unmittelbar an
die Einmündungsstelle in die
V. poplitea zu erleichtern.
Ligatur der V. femoro-poplitea
(ganz oben im Bild).
Dann proximale Unterbindung
und Abtrennung der Stammvene
(im Bild noch nicht vollzogen).
Vergrößerte Darstellung*

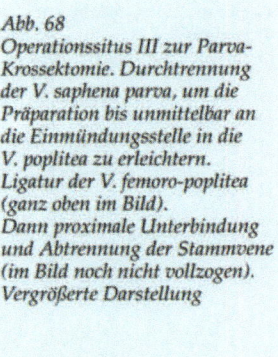

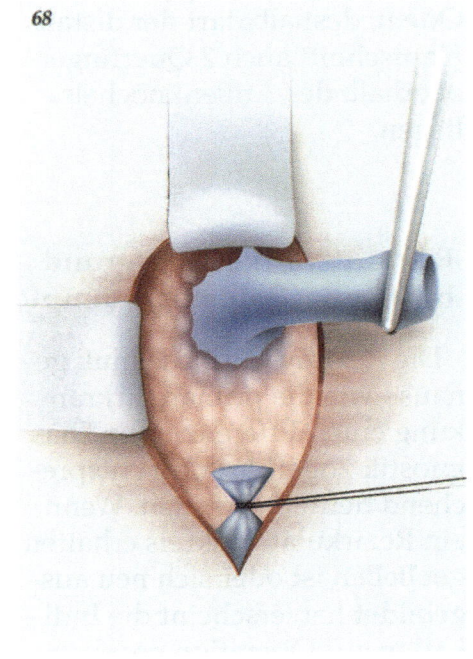

68

Häufig liegt eine Mündungsanomalie der V. saphena parva
vor, deshalb erscheint die präoperative Phlebographie hier
besonders wichtig (Abb. 69). Bei
der *tiefen Einmündung* in Höhe
des Kniegelenkspalts besteht
ein erhöhtes Risiko zur Verwechslung mit der V. poplitea.
Im Falle der *hohen Mündungsanomalie* sind zusätzliche Inzisionen
und Präparationen oberhalb des
üblichen Zugangs zur Krossektomie erforderlich, um keinen
Stumpf mit dem Risiko der
Thromboembolie oder der
Rezidiv-Varikose zu belassen.

Die retrograde Entfernung
des Gefäßstammes wird in der
gleichen Weise wie bei der
V. saphena magna vorgenommen. Wir bevorzugen das Strip-
ping-Mannöver mit der *Nabatoff-Sonde* oder die *Invaginations-
methode.* Dabei muß der N. suralis sorgfältig geschont werden.
In der lateralen Retromalleolar-
grube entsteht leicht ein länger
andauerndes postoperatives
Ödem; deshalb darf der distale
Hautschnitt auch 2 Querfinger
oberhalb des Außenknöchels
liegen.

Rezidiv-Varikose aufgrund belassener Saphena-Stümpfe

Die Rezidiv-Varikose muß ge-
nauso wie die primäre Erkrankung einer differenzierten Diagnostik zugeführt und entsprechend definiert werden. Wenn
ein Rezirkulationskreis erhalten
geblieben ist oder sich neu aus-
gebildet hat, erscheint die Indikation zur Operation gegeben.

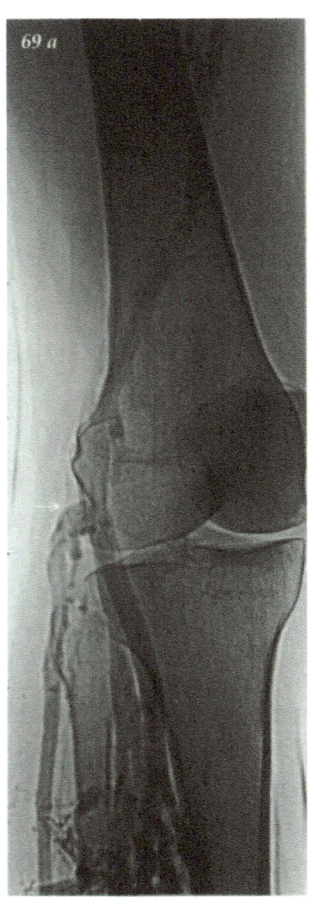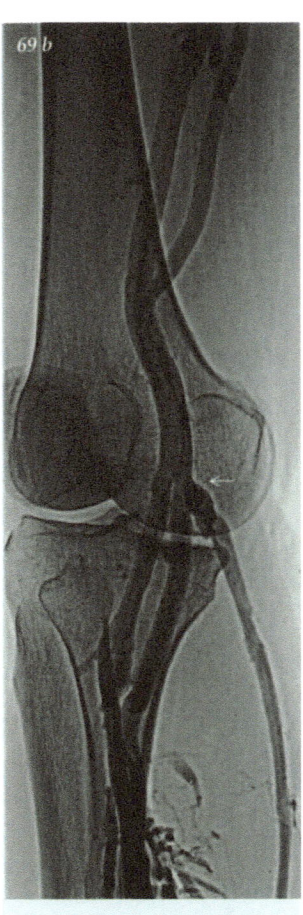

Abb. 69 a und b
*Tiefe Mündungsanomalie einer
Stammvarikose der V. saphena
parva. Darstellung durch aszen-
dierende Preßphlebographie bei
Innenrotation (a) und im seit-
lichen Strahlengang (b).
Bei der Operation besteht große
Gefahr der Verwechslung mit
V. poplitea*

Unter dem Aspekt der chirurgischen Therapie muß die Abklärung einer Rezidiv-Varikose
immer durch die aszendierende
Preßphlebographie erfolgen.
Globale Meßmethoden oder die
Ultraschall-Verfahren reichen
hierfür nicht aus. Mit der direktionalen Doppler-Sonographie
lassen sich pathologische
Refluxsignale über den unter-
bundenen Seitenästen auch
nach der sachgerecht vorge-
nommenen Krossektomie feststellen; sie haben also keine spezifische Aussagekraft. Die farbkodierte Duplex-Sonographie
vermittelt beim Rezidiv in der
Regel eine unübersichtliche
Situation, die der Chirurg für
seine operative Strategie nicht
verwerten kann.

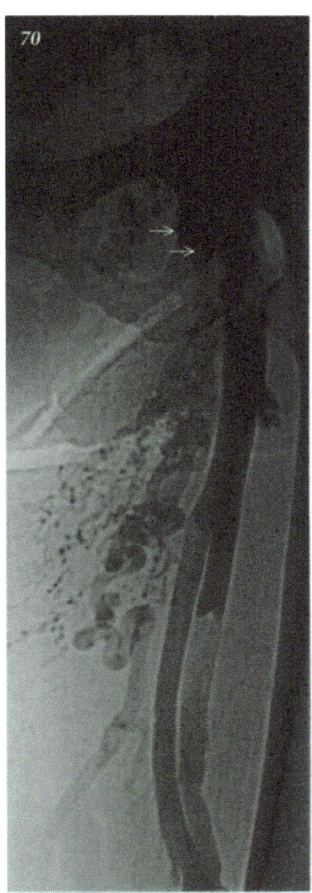

Abb. 70
Rezidiv-Varikose aufgrund eines 2 cm belassenen Stumpfes der V. saphena magna (→). Sogenanntes inguinales Varizenbeet und Seitenastvarizen. 59jährige Frau mit dekompensiertem Rezirkulationskreis nach erster Operation vor 17 Jahren. Darstellung durch aszendierende Preßphlebographie. Gullmo'sches Phänomen (Abdrückung der V. femoralis communis beim Preßversuch)

Abb. 71
Operationssitus I zur präfemoralen Saphenastumpf-Ligatur. Hautschnitt oberhalb der Leistenfalte. Präparation des Leistenbandes (oben im Bild gelb) und eines schmalen Streifens auf der Vorderwand der V. femoralis communis (im Fettgewebe durchscheinend). Darstellung des Saphena-Stumpfes; Unterfahrung mit dem Overhold; doppelte Ligaturen

Am häufigsten wird heute der *kurze belassene Saphena-Stumpf* als Ursache des Rezidivs erkannt. Von ihm aus entwickelt sich eine Seitenastvarikose entsprechend dem Rezirkulationskreis I (Abb. 70), die beispielsweise eine vorbestehende sekundäre Leiteneninsuffizienz unterhalten kann.

Beim kurzen Saphena-Stumpf ist der direkte Zugangsweg durch Narben und große Krampfaderkonvolute in der Leiste meistens nicht möglich oder nur unter der Gefahr von Nebenverletzungen vorzunehmen. In der Literatur wurden deshalb verschiedene Variationen des Zugangs von kranial, medial und lateral angegeben. Wir haben eigene Methoden entwickelt, die **präfemorale Saphena-Stumpfligatur** oder, bei schwierigen Verhältnissen die **präfemorale Stumpfdissektion.** Als Voraussetzung gilt die Vorlage des Phlebogramms.

Der Hautschnitt liegt 1 bis 2 cm oberhalb der alten Operations-

narbe und der Leistenfalte. Nach Darstellung des Leistenbandes kommt die Vorderwand der V. femoralis communis ins Operationsfeld. Bei der Präparation nach distal wird bald der Saphena-Trichter erreicht und vorsichtig mit der Overholt-Klemme umfahren. Nach doppelter Ligatur mit einem nicht resorbierbaren Faden ist der Eingriff beendet (Abb. 71).

Bei der Unterfahrung des Saphena-Stumpfes besteht das Risiko der Verletzung von kleinen Seitenästen und vor allem auch der V. femoralis communis. Die Präparation muß deshalb überaus feinfühlig und immer unter optimaler Sicht erfolgen. Als Voraussetzung gelten eine erfahrene Assistenz sowie die Bereitstellung des Saugers und der Kaustik.

Zuweilen läßt sich der Saphena-Stumpf nicht ohne Gefahr aus dem Narbengewebe lösen. Dann erfolgt die Dissektion am besten zwischen zwei

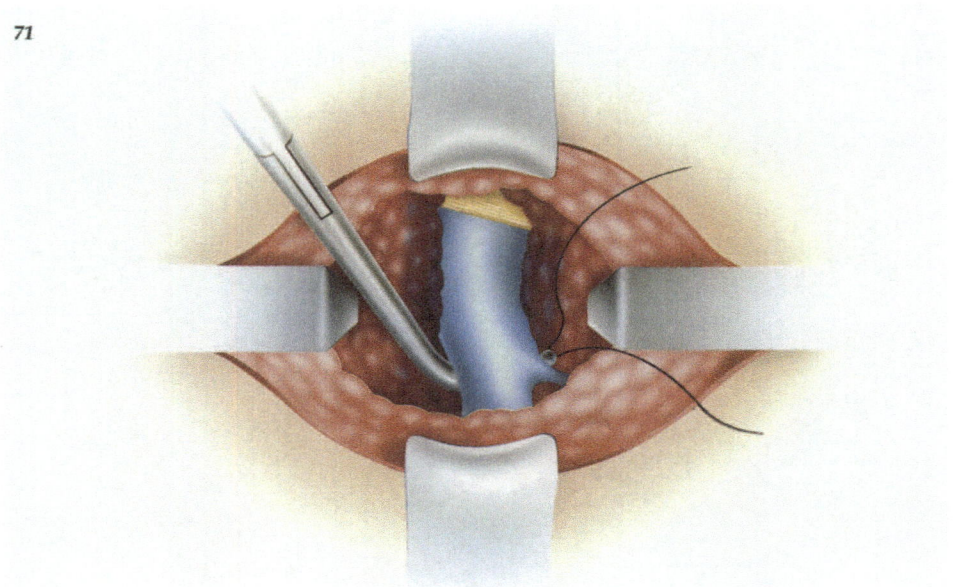

72

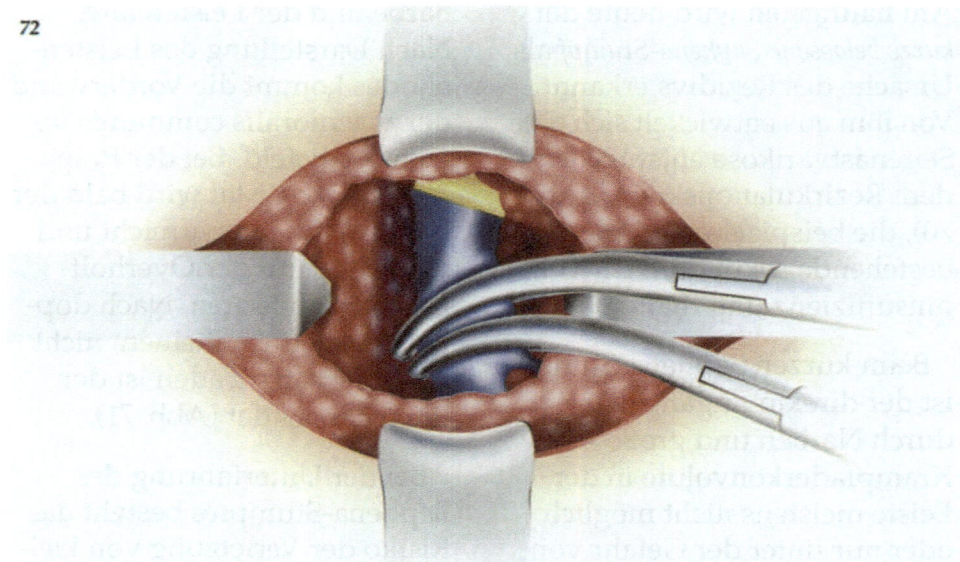

Abb. 72
Operationssitus II zur präfemo-
ralen Saphena-Stumpfdissektion.
Abklemmung des kurzen
Saphena-Stumpfes und Durch-
trennung mit dem Skalpell

Gefäßklemmen (Abb. 72) mit Verschluß der Stümpfe jeweils durch eine fortlaufende atraumatische Gefäßnaht (Abb. 73).

Im Bereich der Kniekehle wird ein persistierender *kurzer Stumpf der V. saphena parva* durch die **präpopliteale Stumpfligatur** in entsprechender Weise operiert. Die Exposition der V. poplitea erfolgt von einem queren Hautschnitt im mittleren Poplitealsegment aus (Abb. 74).

Die *Indikation* zur chirurgischen Versorgung des belassenen kurzen Saphena-Stumpfes ist streng zu stellen. Der Nachweis eines hämodynamisch relevanten Rezirkulationskreises kann die Entscheidung begünstigen. Der Chirurg muß auf die Möglichkeiten einer Verletzung der großen Gefäße vorbereitet sein; dazu gehören Erfahrung in der rekonstruktiven Gefäßchirurgie und das entsprechende Instrumentarium.

74

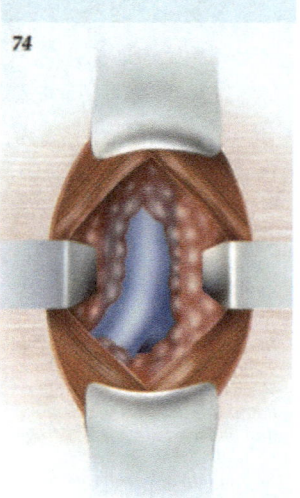

Abb. 74
Operationssitus zur präpopli-
tealen Stumpfdissektion der
V. saphena parva. Die Faszie ist
durchtrennt und die Musculi
gastrocnemii sind auseinander-
gehalten. Präparation eines
schmalen Streifens auf der
Vorderwand der V. poplitea
(im Fettgewebe durchscheinend)
von proximal nach distal bis zur
Darstellung des Stumpfes.
Doppelte Ligaturen

73

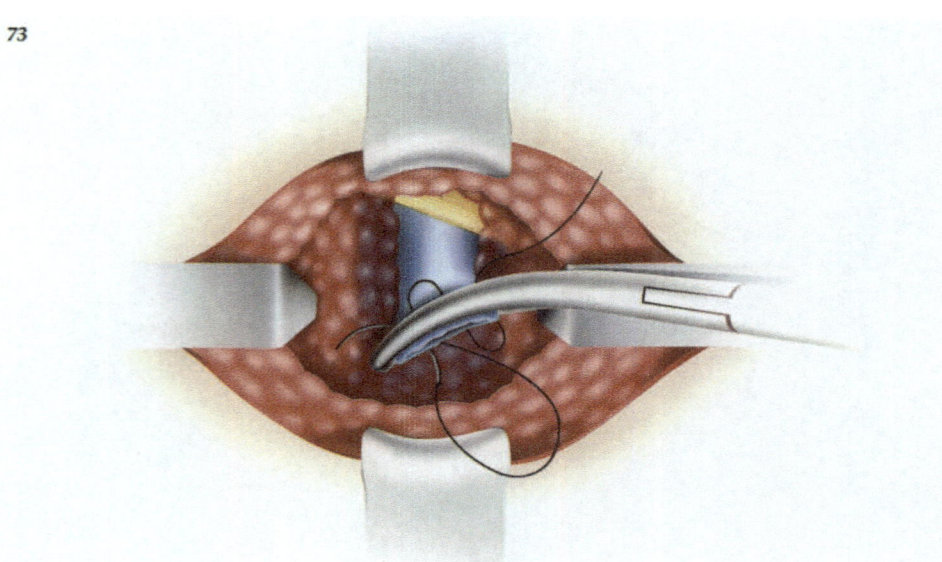

Abb. 73
Operationssitus III zur präfemoralen Saphena-Stumpfdissektion.
Gefäßchirurgische Versorgung
der beiden kurzen Stumpfenden
durch fortlaufende Mäander-
Naht

Komplikationen in der Venenchirurgie und ihre Verhütung

Die Chirurgie der primären Varikose ist durch eine Reihe von Komplikationen belastet, über die der Patient in einem ausführlichen Aufklärungsgespräch informiert werden muß (Tab. 5). Der beste Weg zu ihrer Vermeidung besteht in der gründlichen Ausbildung des Operateurs und in der umfassenden präoperativen Diagnostik.

Verletzungen der großen Gefäße werden immer wieder einmal beobachtet, wenn auch sehr selten. Deshalb müssen alle Möglichkeiten der akuten Versorgung bereit stehen.

Die Verletzung des N. saphenus wird bei einer partiellen Resektion der V. saphena magna kaum noch gesehen, denn Gefäß und Nerv laufen erst unterhalb vom Knie dicht nebeneinander her. Seltener kommt eine Nervenläsion noch bei der Perforansdissektion vor. Gelegentlich wird der N. suralis beim Stripping der V. saphena parva geschädigt. Die Extraktion der Gefäße muß deshalb langsam und mit Sorgfalt erfolgen.

Tabelle 5

Intra- und postoperative Komplikationen in der Chirurgie von Rezirkulationskreisen

- Verletzung von begleitenden Gefäßen
- Nervenverletzungen
- Verletzung von Lymphgefäßen
- Nachblutungen
- Wundheilungsstörungen
- Postoperative Thrombosen

Die multiplen Inzisionen der sogenannten Mikrochirurgie am Unterschenkel führen zu *Verletzungen der kleinen Lymphgefäße.* Die Patienten klagen dann über Stauungen, und manchmal tritt sogar ein sekundäres Lymphödem auf. Insbesonders muß die Innenseite des distalen Unterschenkels von den Einschnitten verschont bleiben.

Nachblutungen aus dem Strippingkanal können recht beträchtlich sein, wenn eine große Doddsche V. perforans nicht erkannt und abgerissen wurde. In der Regel reichen die Drainage des Wundkanals, ein optimaler Kompressionsverband und die Hochlagerung der Extremität zur Blutstillung aus. Bei ausgeprägter Stammvarikose ist darauf zu achten, daß die Hämatome mit der Anlegung des Kompressionsverbandes nicht in die Leistenregion ausgewalkt werden. Es ist auch zu empfehlen, eine Medikation mit Acetylsalicylsäure mindestens eine Woche vor dem Eingriff zu beenden, um keine Beeinträchtigung der Blutgerinnung zu riskieren.

Mit *Wundheilungsstörungen* ist zu rechnen, wenn dermatologische Komplikationen mit sekundärer Infektion vorliegen. Am häufigsten wird eine Cockettsche Perforanswunde davon betroffen. Deshalb sind keinerlei Präparationen im subkutanen Bereich vorzunehmen. Jede Schnittführung muß in einem gesunden Gewebe erfolgen; bei einem schweren chronisch-venösen Stauungssyndrom werden die endoskopische Methode und die Paratibiale Fasziotomie bevorzugt. Besteht eine *Infektionsgefahr*, dann wenden wir die intraoperative antibiotische Prophylaxe an. Es wird auch auf die Notwendigkeit hingewiesen, in der postoperativen Zeit über dem Kompressionsstrumpf noch eine elastische Kurzzugbinde anzulegen.

Über die Häufigkeit der *postoperativen Phlebothrombose* gibt es keine Studien. Die Komplikation wird nur selten beobachtet. Trotzdem sind die Patienten aufgrund ihrer Erfahrungen aus anderen Gebieten der operativen Medizin geängstigt. Es wird deshalb zur Diskussion gestellt, in den ersten vier Tagen die Thrombose-Prophylaxe mit niedermolekularem Heparin zu betreiben, auch wenn eine etwas stärkere Ausbildung der Hämatome in Kauf zu nehmen ist (Hach-Wunderle 1992).

Postoperative Nachsorge

Die beste Vorsorge gegen die Ausbildung von postoperativen Hämatomen, die Thrombose und Lungenembolie sowie gegen die Schmerzen ist der *Kompressionsverband*. Er wird unmittelbar nach dem Eingriff noch auf dem Operationstisch mit einer guten Fixierung und Unterpolsterung angelegt. Am dritten postoperativen Tag erhält der Patient dann einen *Kompressionsstrumpf* der Klasse II A-G, der beim kompensierten Rezirkulationskreis tagsüber regelmäßig über einen Zeitraum von etwa vier Wochen zu tragen ist.

Nachts wird der Kompressionsstrumpf gegen einen konfektionellen Thrombose-Prophylaxe-Strumpf oder gegen einen elastischen Verband ausgetauscht.

Nach Entfernung der *Fäden* zwischen dem sechsten und achten Tag darf der Patient wieder baden, langsam mit dem Sport beginnen und nach 2 - 4 Wochen in das Berufsleben eintreten. Kleine belassene Varizen vom retikulären Typ werden vom sechsten Tag an sklerosiert. Die Kontrolluntersuchung zur eventuellen Wiederholung der Verödung ist in sechs Monaten anzuraten.

Bei *kompensiertem* Rezirkulationskreis darf davon ausgegangen werden, daß die Krankheit – die Stammvarikose und der Rezirkulationskreis – durch die Operation geheilt ist. Im Laufe des Lebens kann sich aber auch ein zweiter Rezirkulationskreis über die bisher nicht betroffene Stammvene ausbilden; es handelt sich dabei ebensowenig um ein Rezidiv wie beim Nabelbruch, der sich nach erfolgreicher Versorgung eines Leistenbruchs entwickelt. Retikuläre Varizen unterliegen anderen epidemiologischen Gesetzen wie ein Rezirkulationskreis; sie entstehen während des ganzen Lebens, neigen in hohem Maße zur Rezidivierung und gelten in der Hauptsache als ästhetisches Problem. Deshalb ist die Differenzierung der Rezidiv-Varikose für Arzt und Patient von prognostischer Bedeutung.

Sobald bereits ein *dekompensierter* Rezirkulationskreis vorliegt, erscheint die Fortsetzung der Therapie mit Kompressionsstrümpfen notwendig. Die Indikation hängt von der klinischen Symptomatik und vom Zustand der globalen Venenfunktionen ab. Durch einen Strumpf der Klasse II A-D in modischen Farben läßt sich die *Compliance* des Patienten erhalten.

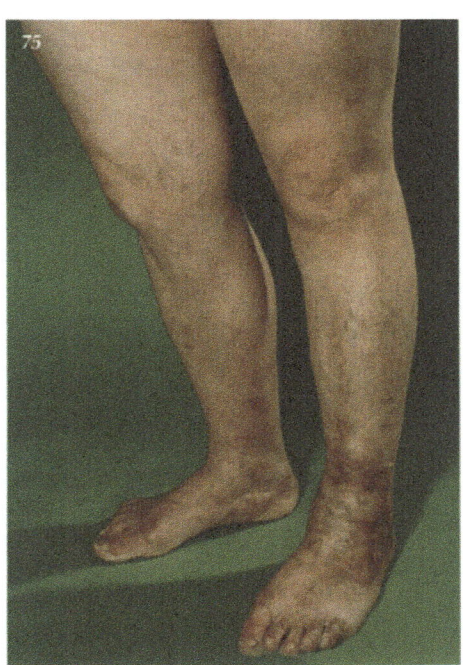

Abb. 75
Arthrogenes Stauungssyndrom bei 40jähriger Patientin mit dekompensiertem Rezirkulationskreis im Stadium III links. Fixierter Spitzfuß und typische Rekurvation im Kniegelenk. Chronisch rezidivierende Ulcera cruris seit 13 Jahren trotz wiederholter Hauttransplantationen

Abb. 76
Thrombophlebitis einer Stammvarikose der V. saphena parva mit einwachsendem Thrombus (→) in die V. poplitea. Große Gefahr der Lungenembolie. Indikation zur dringlichen Operation

Gefahren des nicht behandelten Rezirkulationskreises

Der Rezirkulationskreis ist ein dynamisches Krankheitsgeschehen. Als häufigste Komplikation wird die *Dekompensation* beobachtet; damit sind die pathophysiologischen Voraussetzungen zur Entstehung des chronisch-venösen Stauungssyndroms gegeben.

Als schwerste Folgekrankheit gilt das *arthrogene Stauungssyndrom* bei chronisch-rezidivierenden und chronisch-persistierenden Ulcera cruris. Der Patient fixiert den Fuß in Schonhaltung

mit Spitzfußstellung. Dadurch fällt die Funktion der Wadenmuskelpumpe komplett aus, und es entsteht eine dynamische Hypertonie mit schwerer Beeinträchtigung der globalen Venenfunktionen. Beim Gehen und Stehen muß das Knie stark rekurviert werden (Abb. 75). Zum klinischen Symptomenkomplex gehören auch die Narben nach wiederholten Hauttransplantationen. Bei langzeitigen Krankenhausaufenthalten heilen die Ulzerationen ab, in Orthostase treten sie bald wieder auf (Hach et al 1983).

Eine ernste Gefährdung für den Patienten kann eine *Varikophlebitis* der V. saphena magna oder parva bedeuten (Abb. 76).

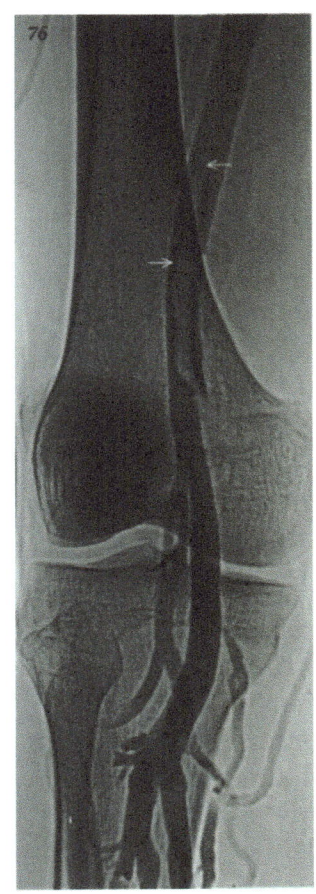

77 a

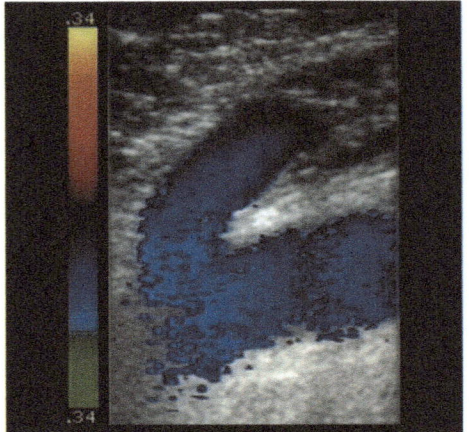

77 b

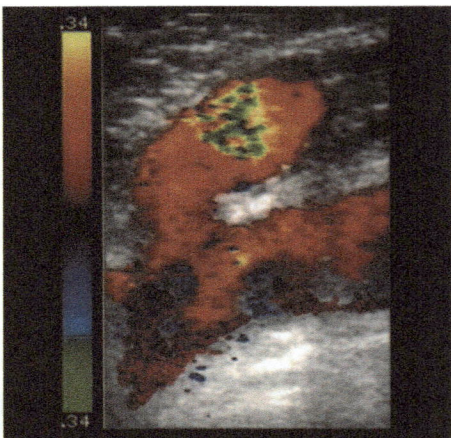

Abb. 77 a und b
Thrombophlebitis einer Stammvarikose der V. saphena parva.
Der Thrombus reicht bis kurz
vor die Einmündung (→) in die
V. poplitea. Darstellung durch
farbkodierte Duplex-Sonographie
mit spontaner antegrader Blut-
stömung (a) und beim Preßversuch (b).
Indikation zur dringlichen
chirurgischen Therapie

Aus dem Saphena-Stamm mit seinen unregelmäßigen Erweiterungen und infravalvulären Aneurysmen können sich ständig Mikro-Thromben lösen und die Lungenstrombahn verschütten; mit der Zeit entsteht das chronische *Cor pulmonale*. Wenn der Thrombus transfaszial über Vv. perforantes oder über den proximalen Insuffizienzpunkt hinaus in das tiefe Venensystem einwächst, kommt es zur Phlebothrombose mit den Risiken der großen Lungenembolie (Abb. 77).

Der Patient mit sekundärer Leitvenen-Insuffizienz ist von der genuinen *Phlebothrombose* stärker als ein Venengesunder bedroht. Das gilt natürlich besonders für die Exposition bei Flugreisen, langen Autofahrten, bei der Immobilisation oder bei anderen Risiko-Situationen.

Die größte Gefahr des Rezirkulationskreises liegt heute immer noch darin, daß die *Krankheit nicht erkannt* und nicht in entsprechender Weise *gewürdigt* wird. Durch die Sklerosierung und durch die Kompressionstherapie allein gelingt es nicht, einen Rezirkulationskreis auszuschalten und die Folgen zu verhüten. Die Stammvarikose der V. saphena magna und parva ist eine Erkrankung der jungen Menschen; der *Häufigkeitsgipfel* des ersten Nachweises liegt zwischen dem 20. und 30. Lebensjahr (Hach 1981). Die Durchschnittsdauer bis zur Dekompensation des Rezirkulationskreises beträgt im Stadium II 25 Jahre und im Stadium III 12,5 Jahre. Das *Stadium I* bleibt so gut wie immer kompensiert. Im *Stadium IV* sind die hämodynamischen Bedingungen so ungünstig, daß ein chronisch-venöses Stauungssyndrom und das Ulcus cruris kaum auf sich warten lassen. Die Krankheit beginnt um das 15. bis 16. Lebensjahr. Meistens sind Menschen mit großem Körperwuchs bei leptosomem oder asthenischem Konstitutionstyp betroffen. Wegen des geradlinigen Verlaufs wurde früher von einer tubulären Varikose gesprochen. Das Ulkus befindet sich oft retro- oder inframalleolär. Die differenzierte Diagnostik muß eine Phlebographie einbeziehen, um Dysplasien der tiefen Leitvenen auszuschließen. Das gilt insbesondere für den Rezirkulationskreis der V. saphena parva.

Bei einer schweren Beeinträchtigung der Makrozirkulation des tiefen Venensystems treten früher oder später Mikrozirkulationsstörungen der Haut auf, die als chronisch-venöses Stauungssyndrom (*„chronisch-venöse Insuffizienz"*) bezeichnet werden (s. auch S. 26).

Die Symptomatik des chronisch-venösen Stauungssyndroms besteht in der Dermatolipofasziosklerose mit Pigmentierungen und Atrophie blanche. Mitunter entstehen subkutane Verkalkungen und Verknöcherungen. Schließlich bilden sich chronisch-rezidivierende und chronisch-persistierende Ulzera aus, die dann zu den schwersten Komplikationen, dem arthrogenen Stauungssyndrom (Abb. 75) und dem chronischen Faszienkompressionssyndrom mit zirkulären Ulzerationen führen.

Pathogenese des Ulcus cruris venosum

In der Pathogenese des chronisch-venösen Stauungssyndroms gilt die *dynamische venöse Hypertonie* als der entscheidende Faktor. Mit Aktivierung einer Cockettschen Perforansvarikose wird das Krankheitsgeschehen in die prätibiale perimalleoläre Region gelenkt. Aber auch außenseitig am Unterschenkel oder entlang der Stauungsstraße am Fuß können sich die schweren Hautveränderungen manifestieren.

Für die Entstehung des Ulcus cruris wurden mehrere Theorien erarbeitet. Browse und Burnand (1982) fanden heraus, daß die Kapillaren im Bereich der Dermatoliposklerose mit *Fibrinmanschetten* umgeben sind; dadurch wird ein Sauerstoffdiffusionsblock erzeugt, der die Zellfunktion beeinträchtigt.

Von Coleridge Smith (1988) stammt die Hypothese des *White-Bloodcell-Trapping*. Durch den erhöhten Venendruck kommt es zu einer Verminderung des Perfusionsdrucks und infolgedessen zu einem reduzierten Flow in den Kapillaren; die Granulozyten treten mit dem Endothel in engen Kontakt, werden aktiviert und schädigen die Gefäßwand, so daß für Makromoleküle wie Fibrinogen eine erhöhte Permeabilität resultiert.

Langer et al (1993) sowie Pflug (1990) fanden beim schweren chronisch-venösen Stauungssyndrom infolge sekundärer Leitvenen-Insuffizienz oder postthrombotischen Syndroms eine hohe orthostatische Drucksteigerung in den dorsalen Muskelkompartimenten des Unterschenkels. Im Liegen und nach Paratibialer Fasziotomie normalisierten sich die Befunde (Langer et al 1993). Wahrscheinlich spielt das *orthostatische Kompartmentsyndrom* in der Pathogenese der Mikrozirkulationsstörungen eine wichtige Rolle. Staubesand und Li (1993) stellten bei elektronenmikroskopischen Untersuchungen fest, daß die Fascia cruris unter normalen Bedingungen eine strenge Textur von längs, quer und schräg angeordneten Kollagenfibrillen aufweist (Abb. 78). Beim chronisch-venösen Stauungssyndrom ist

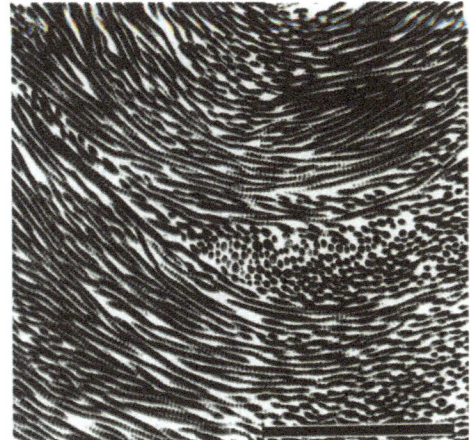

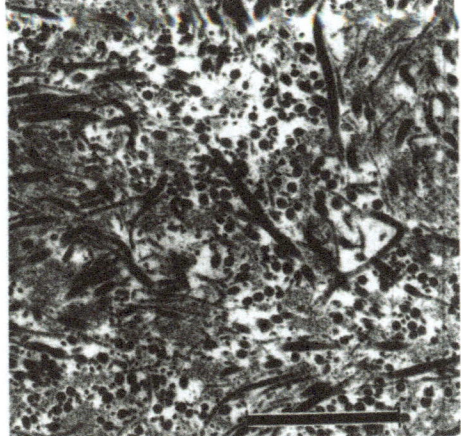

Abb. 78
Normale Fascia cruris mit streng angeordneter Textur von längs, quer und schräg getroffenen kollagenen Fibrillen. Elektronenmikroskopisches Präparat von einer 32jährigen Frau mit gesundem Venensystem. Vermessung siehe Maßstab (= 1mμ). Nach J. Staubesand und Yi Li

Abb. 79
*Fascia cruris bei chronisch-venösem Stauungssyndrom. Wirre Anordnung von unterschiedlich dicken, teils abgeknickten, teils spiralig aufgeworfenen kollagenen Fibrillen.
41jährige Patientin mit chronisch persistierendem Ulcus cruris venosum. Entnahme der Faszie in Höhe der oberen Cokettschen V. perforans. Elektronenmikroskopische Aufnahme.
Nach J. Staubesand und Yi Li*

das regelmäßige Muster aufgehoben, und die Faszie hat ihre Anpassungsfähigkeit an unterschiedliche Kontraktionszustände des sie umgebenden Muskels verloren (Abb 79).

Klinik des chronisch-venösen Stauungssyndroms

Das chronisch-venöse Stauungssyndrom ist durch die eingehende klinische Untersuchung zu identifizieren. Die Abklärung der phlebologischen Grundkrankheit, die zur Entstehung des Symptomenkomplexes geführt hat, gilt als die Grundlage einer jeden therapeutischen Konzeption. In der Regel ist das ganze Ausmaß der morphologischen Schäden im tiefen Venensystem nur durch die Phlebographie zu erfassen. Die Messung von Parametern der globalen Venenfunktionen vermittelt darüber hinaus den Einblick in die hämodynamische Situation der schweren Zirkulationsstörung. Beim dekompensierten Rezirkulationskreis sind die venöse Kapazität und Drainage deutlich erhöht, die Pump-Funktion liegt jedoch darnieder.

Am häufigsten führen die sekundäre Leitvenen-Insuffizienz und die postthrombotische Krankheit zum chronisch-venösen Stauungssyndrom.

Beim dekompensierten Rezirkulationskreis liegt eine antegrade Strömungsinsuffizienz vor, beim postthrombotischen Syndrom meistens eine kombinierte antegrade und retrograde Insuffizienz. An weiteren Krankheitsbildern sind arterio-venöse Fisteln und kongenitale Angiodysplasien sowie chronische Arthropathien zu erwähnen (s. auch S. 24).

Therapeutische Prinzipien beim chronisch-venösen Stauungssyndrom

Im Behandlungskonzept des chronisch-venösen Stauungssyndroms hat die Verbesserung der peripheren Pump-Funktion einen absoluten Vorrang, und dazu ist hauptsächlich die Kompressionstherapie geeignet. Unterstützend wirken eine adäquate Krankengymnastik sowie intensive Gehübungen zur Mobilisierung der großen Gelenke und zur Aktivierung der peripheren

Venenpumpen. Für die schwersten Krankheitsfälle steht heute eine Reihe von speziellen Operationsmethoden zur Verfügung.

Kompressionstherapie

Bei einem floriden Krankheitsprozeß, also beim Ulcus cruris, bei der Hypodermitis oder bei der schmerzhaften Atrophie blanche beginnt die Kompressionstherapie mit einem elastischen Verband. Kurzzugbinden vermitteln einen hohen Arbeitsdruck bei geringem Ruhedruck. Aufgrund dieser Eigenschaften kann der Kurzzugverband über mehrere Tage belassen werden; am besten wird er durch Zinkleim oder durch eine kohäsive Fixierbinde an der Haut gehalten. Für den Ausgleich der retromalleolären Gruben oder zur Erhöhung des lokalen Andrucks über einem Ulkus sind spezielle Polsterungen mit Schaumgummi angebracht (Hach-Wunderle 1993). In den meisten Fällen gelingt es, die akute Krankheit allein durch eine optimale Verbandstechnik zur Abheilung zu bringen. Je früher die konsequente Behandlung einsetzt, um so günstiger sind die Voraussetzungen. Natürlich spielen die pathomorphologischen Bedingungen dabei eine entscheidende Rolle; funktionstüchtige Venenklappen in der peripheren Strombahn, wie sie bei jedem Rezirkulationskreis oder nach einer erfolgreichen Behandlung der tiefen Beinvenenthrombose mit vollständiger Rekanalisation vorliegen, verbessern die Prognose in entscheidender Weise.

Die Symptome der sekundären Leitveneninsuffizienz bilden sich nach der Operation einer Stamm- und Perforansvarikose nur langsam im Verlaufe von Monaten und Jahren zurück; oftmals bleiben sie lebenslang bestehen. Damit dauern aber auch die Funktionseinbuße der peripheren Venenpumpen und die Gefahren einer akuten Exazerbation des chronisch-venösen Stauungssyndroms in der Zukunft an. Diese Situation muß ihre logische Konsequenz darin finden, daß der Patient langzeitig mit einem Kompressionsstrumpf versorgt wird.

Die Therapie mit Kompressionsstrümpfen verlangt vom Patienten eine unermüdliche Compliance; sie setzt bei Arzt, Fachgeschäft und Hersteller eine große Sachkenntnis voraus. Der Kompressionsstrumpf muß einerseits die Erfordernisse der medizinischen Behandlung erfüllen, andererseits heute aber auch den ästhetischen Ansprüchen des Patienten gerecht werden. Von der Industrie wird ein differenziertes Spektrum an Strümpfen angeboten, das allen Anforderungen genügt.

Die medizinischen Kompressionsstrümpfe werden nach Klassen eingeteilt, die bestimmten Andruckwerten am Bein entsprechen. Bei morphologischen Schäden am tiefen Venensystem geringen bis mittleren Ausmaßes und bei entsprechenden Veränderungen der globalen Hämodynamik reichen Strümpfe der Klasse II aus;

bei schweren Zirkulationsstörungen mit chronisch-venösem Stauungssyndrom ist die Klasse III zu bevorzugen. Wenn trotzdem eine Restsymptomatik bestehen bleibt, empfiehlt sich über dem Kompressionsstrumpf die zusätzliche Anlegung einer elastischen Kurzzugbinde in der perimalleolären Region. Das ist günstiger als ein Strumpf der Klasse IV.

Bewegungstherapie

Die antegrade Strömungsinsuffizienz beim dekompensierten Rezirkulationskreis ist letztendlich auf eine unzureichende Leistung der peripheren Muskelpumpen zurückzuführen; das hohe rezirkulierende Blutvolumen wird nicht mehr bewältigt. Der Sportler mit trainierter Wadenmuskulatur kann sich dagegen an den Transport von großen Volumina adaptieren; bei ihm wird dadurch die Entwicklung einer sekundären Leitvenen-Insuffizienz auch bei schwerer Varikose verhindert. Als Voraussetzung für die Effektivität einer Trainingstherapie gilt die konsequente Sanierung des Rezirkulationskreises durch die Operation. An geeigneten Sportarten sind Wandern und Joggen, aber auch Fahrradfahren und Schwimmen zu nennen.

Die gezielte Krankengymnastik mit Mobilisierung der Sprunggelenke, der Knie- und Hüftgelenke besitzt einen außerordentlich hohen Stellenwert. Bald merkt der Patient, daß sich die Beschwerden, das Stauungsgefühl, die peripheren Ödeme und Schmerzen unter der Behandlung weitgehend bessern.

Ob die Kompressionstherapie während des aktiven Übungsprogramms fortgesetzt werden soll, hängt von der individuellen Situation ab. Meistens wird die Kompression in der Hauptsache für langes Stehen und Sitzen, also für statische Belastungen benötigt, während die dynamische Arbeit nach der operativen Sanierung des Rezirkulationskreises im Laufe der Zeit immer besser toleriert wird.

Pharmakotherapie

Nach der operativen Sanierung eines dekompensierten Rezirkulationskreises liegen am Unterschenkel annähernd normale Strömungsbedingungen vor. Die kruralen Leitvenen sind zwar noch erweitert, ihre Klappen schließen aber dicht ab. Die antegrade Strömungs-Insuffizienz macht sich erst im Bereiche der popliteo-femoralen Strombahn bemerkbar. Deshalb ist von der additiven Therapie mit pflanzlichen Pharmaka wie Aeszin oder Bioflavonoiden eine gewisse antiödematöse Protektion zu erwarten (Felix et al 1989). Diuretika erscheinen dagegen weniger indiziert. Von Dihydroergotamin geht eine tonisierende Wirkung auf die dilatierten Gefäße aus (Partsch u. Mostbeck 1985). Die Effektivität der Pharmakotherapie läßt sich gegenwärtig noch schwer objektivieren. Die lokale Anwendung von

Heparin-Salben und -Gelen ist vorzüglich bei der akuten Thrombophlebitis indiziert. Ihre langdauernde Anwendung führt beim chronisch-venösen Stauungssyndrom manchmal zu allergischen Reaktionen.

Chirurgie des therapieresistenten Ulcus cruris bei sekundärer Leitveneninsuffizienz und postthrombotischem Syndrom

Historische Einführung

Zu allen Zeiten der Menschheitsgeschichte hatten sich die Ärzte mit der Therapie des

Abb. 80
Rezeptur von „Hartmanns Grünes Wasser". Aus Kristian Frantz Paulinus: Neu Vermehrte/ Heylsame Dreck-Apotheke anno 1734

80

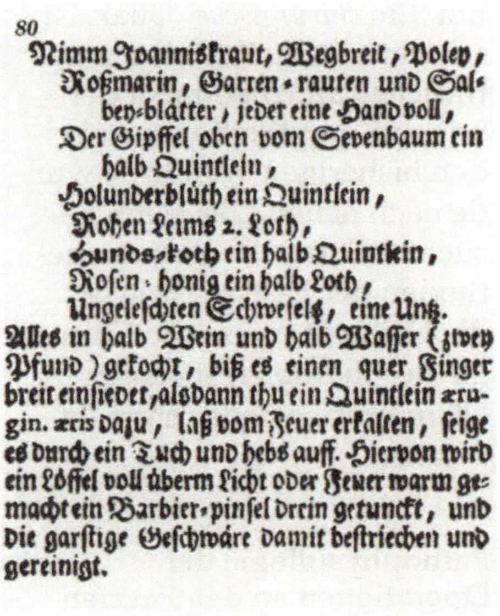

Nimm Joanniskraut, Wegbreit, Polep, Roßmarin, Garten-rauten und Salbep-blätter, jeder eine Hand voll, Der Gipffel oben vom Sevenbaum ein halb Quintlein, Holunderblüth ein Quintlein, Rohen Leims 2. Loth, Hunds-koth ein halb Quintkin, Rosen-honig ein halb Loth, Ungelöschten Schwefels, eine Unk. Alles in halb Wein und halb Waffer (zwey Pfund) gekocht, biß es einen quer Finger breit einsiedet, alsdann thu ein Quintlein ærugin. æris dazu, laß vom Feuer erkalten, seige es durch ein Tuch und hebs auff. Hiervon wird ein Löffel voll überm Licht oder Feuer warm gemacht ein Barbier-pinsel drein getunckt, und die garstige Geschwäre damit bestrichen und gereinigt.

Abb. 81
Spiralschnitt nach Friedel und Rindfleisch 1908. Kasuistik eines 56jährigen Patienten mit schweren Krampfadern sowie rezidivierenden Abszessen und Fisteln am Unterschenkel. Fünfmal umkreisende Spirale; Wundheilung innerhalb 8 Wochen

chronisch persistierenden und chronisch rezidivierenden Ulcus cruris zu befassen. Die ungünstige Prognose führte zu kuriosen Behandlungsarten bis hin in die *Heylsame Dreck-Apothecke* des **Kristian Frantz Paulinus** anno 1794, aus der beispielsweise *Hartmanns Grünes Wasser* zur Reinigung der Beingeschwüre stammt (Abb. 80).

Mit dem Beginn der modernen Chirurgie in der zweiten Hälfte des vergangenen Jahrhunderts wurde auch immer wieder nach Operationsmethoden zur Behandlung der chronischen Ulzerationen gesucht. Im Jahre 1873 teilte der Münchener Chirurg **Nepomuk von Nußbaum** seine *Circumcision* mit; das Geschwür wurde im Abstand von 1 bis 2 Querfinger bis zur Faszie umschnitten. Von Nußbaum sah den Sinn seiner Methode einerseits in der Lösung des Geschwürsrandes aus der kallösen Umgebung sowie in einer Verminderung der venösen Blutzufuhr infolge der Durchtrennung von Varizen.

Das Konzept einer verminderten retrograden Blutströmung wurde auch mit dem zirkulären Rundschnitt verfolgt. **Moreschi** (1895) legte die Inzisionen oberhalb und unterhalb des Geschwüres an, **Petersen** (1896) um die Wade und **Wenzel** (1901) um den Oberschenkel.

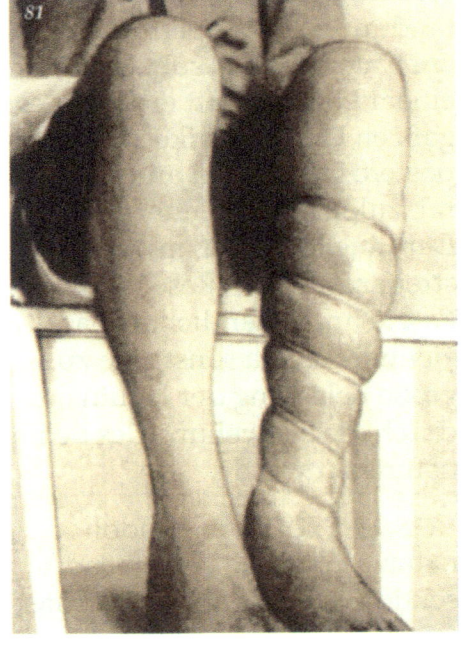

Der Spiralschnitt nach Friedel und Rindfleisch (1908) ist als Fortsetzung dieses Prinzips anzusehen (Abb. 81); auch hierbei wurde die Faszie nicht eröffnet. Meistens kam es zu schweren Lymphstauungen; deshalb gab Kocher (1917) die Empfehlung, auch die Faszie zirkulär zu durchtrennen und eine sekundäre Wundheilung anzustreben.

Homans hat 1916 in Boston die En-bloc-Resektion des Ulkus vorgenommen und dabei die Faszie reseziert: *If an ulcer is present, the whole mass of scar-tissue is best excised and its base skin grafted.* Sein Nachfolger Linton (1953) entwickelte daraus eine aufwendige Operationsmethode zur Behandlung des chronisch-venösen Stauungssyndrom bei der postthrombotischen Krankheit; sie umfaßte die Ligatur der V. femoralis superficialis, das Stripping der V. saphena magna von der Leiste bis zur Basis der Großzehe, das Stripping der V. saphena parva von der Kniekehle bis zum Außenknöchel sowie die Unterbindung aller Vv. perforantes am Unterschenkel subfaszial von einem Längsschnitt entlang des ganzen Unterschenkels, anfangs postero-lateral und antero-lateral, zuletzt jedoch nur medial. Der Eingriff schloß mit einer streifenförmigen Resektion der Faszie und einer dichten Fasziennaht ab, da sonst eine zu große Belastung der Hautnaht durch die Schwellung des Beins befürchtet wurde.

Cockett (1955) in London nahm die subtile Perforansdissektion der nach ihm benannten Venengruppe im extrafaszialen Bereich von einer langen Inzision aus vor; dabei ließ er die Faszie geschlossen, um die Funktion der Wadenmuskelpumpe nicht zu beeinträchtigen. Nur bei einem extremen Befund mit *Woody Induration* erfolgte der Zugang primär transfaszial, um die Faszie anschließend aber wieder fest zu vernähen.

Die großen Schnittführungen in vorgeschädigten Hautarealen führten häufig zu langwierigen Heilungsstörungen. Auf diesen Nachteil der Lintonschen sowie der Cockettschen Methoden wies bereits A. D. Wright 1952 hin: Ein *chirurgisches* Ulkus ist schwerer zu heilen als ein natürliches. In Anbetracht der hohen Komplikationsrate bei den bisherigen Verfahren wurde nach neuen Lösungen gesucht. Mit den Resektionsmethoden der Fascia cruris ist die Diskussion um die Chirurgie des therapieresistenten Ulcus cruris wieder entfacht worden.

Pathophysiologie der Operationen an den Faszien und Kompartimenten des Unterschenkels

Die modernen Operationsmethoden an der Fascia cruris basieren auf der Theorie, daß es bei der antegraden, ganz besonders aber bei der retrograden Venen-Insuffizienz zu hohen Drucksteigerungen in den dorsalen Kompartimenten des Unterschenkels kommt und zwar nur unter orthostatischen

Bedingungen (Langer et al. 1993). Durch die *Eröffnung der Kompartimente* muß demnach eine Verbesserung der pathophysiologischen Situation eintreten.

Im Bereich der Dermatolipofasziosklerose findet sich festes Narbengewebe, so daß die Mikrozirkulation darnieder liegt. Zum Innenraum des Beins hin wird der Krankheitsbezirk durch die undurchdringliche Fascia cruris abgegrenzt. Die Messungen des transkutanen Sauerstoffdrucks zeigen demzufolge niedrige Werte an, die Lymphkinetik sistiert. Durch die Spaltung der Faszie bietet sich die *Möglichkeit einer Gewebsdrainage* in die eröffneten Kompartimente. Das kann bei endoskopischer Kontrolle der Paratibialen Fasziotomie direkt beobachtet werden (Abb. 82, Sattler 1992); aus dem indurierten Bezirk tropft die angestaute Gewebsflüssigkeit herab. Sofort läßt sich eine signifikante Verbesserung der Mikrozirkulation am Anstieg des transkutanen Sauerstoffpartialdrucks feststellen (Abb. 89).

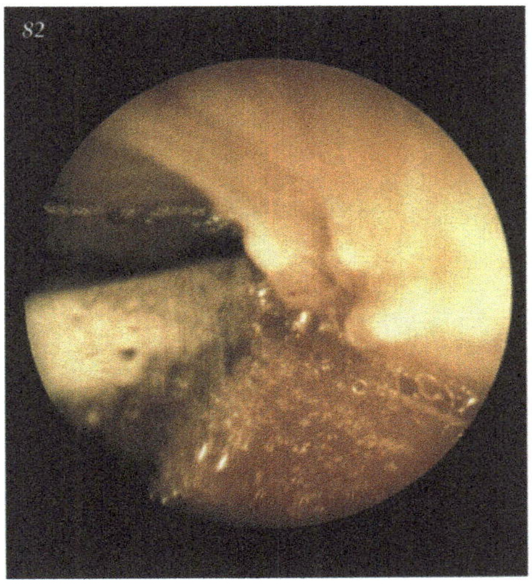

Abb. 82
Operationssitus der
Paratibialen Fasziotomie mit
endoskopischer Kontrolle.
Nach Spaltung der Faszie
tropft angestaute
Gewebsflüssigkeit herab
(„Ulcus-Regen") und bleibt
auf der Muskulatur liegen.
Aufnahme: G. Sattler/Darmstadt

Die neuen Operationsmethoden beim schweren chronisch-venösen Stauungssyndrom zielen also auf die Eröffnung der Kompartimente ab, um pathologische Druckverhältnisse auszugleichen und eine Gewebsdrainage zu ermöglichen. Weiterhin soll eine transplantattragende Grundlage durch die Freilegung der Muskulatur entsprechend dem Homansschen Prinzip geschaffen werden.

Operationsmethoden und Operationstechniken

Die Eingriffe an der Fascia cruris gelten als neues operatives Prinzip und beruhten zunächst auf einer empirischen Grundlage. Mit den aktuellen Theorien zur Pathogenese des Ulcus cruris finden sie jetzt eine wissenschaftliche Erklärung. Die Dermatolipektomie ist dagegen ein altbekanntes Verfahren der Dermatologie, das hier der Vollständigkeit halber aufgeführt wird.

Dermatolipektomie

Bei Ulzerationen mit einer Krankheitsdauer von Wochen bis Monaten, die noch nicht zu einer Fibrosierung im Sinne der schweren Dermatolipofasziosklerose geführt haben, reicht oftmals die Dermatolipektomie mit anschließender Hautverpflanzung zu einer erfolgreichen Behandlung aus. Dazu wird mit dem Handdermatom, einem Skalpell oder einfach mit dem sterilen Einmalrasierer das krankhafte Gewebe bis zur Faszie abgetragen. Die Aussicht auf das Anwachsen von Reverdin-

Transplantaten ist günstig, wenn auf dem Wundgrund feinste Blutaustritte zu sehen sind.

Paratibiale Fasziotomie

Im Jahre 1983 wurde die Paratibiale Fasziotomie zur Behandlung des chronischen und rezidivierenden Ulcus cruris von Hach eingeführt. Seitdem liegen eigene Erfahrungen an 2000 Eingriffen vor. Das Prinzip beruht zunächst auf der stumpfen Dissektion aller Vv. perforantes der mittleren und oberen Cockettschen Gruppe; im wesentlichen kommt es aber auf die langstreckige Spaltung der Fascia cruris in paratibialer Position an, um die dorsalen Kompartimente des Unterschenkels zu eröffnen. Dafür wurde ein spezielles Instrumentarium entwickelt (Abb. 83).

Der *Eingriff* beginnt mit einer 4 cm langen Inzision der Haut parallel zur medialen Schienbeinkante oberhalb des patholo-

gischen Hautareals. Nach Eröffnung der Faszie (Abb. 84) erfolgt ihre Spaltung entlang der Tibia nach proximal bis handbreit unterhalb vom Knie (Abb. 85). Anschließend wird der intrafasziale Raum zunächst nach oben und dann nach unten mit dem Dissektionsspatel abgefahren (Abb. 86); die mittleren Gefäße

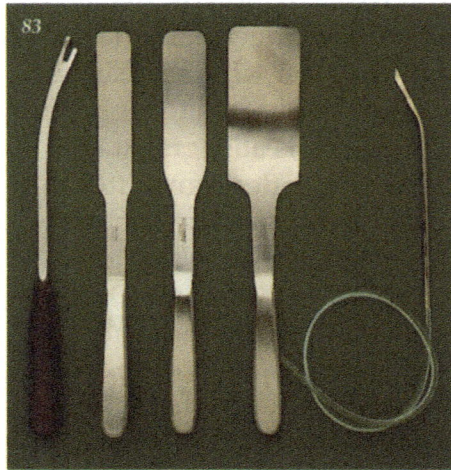
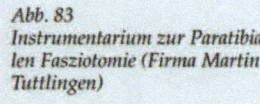

der Cockettschen Vv. perforantes reißen ab und ihre Blutung kommt spontan zum Stehen. Zuletzt wird die Fasziotomie nach distal vorgenommen; dabei

Abb. 83
Instrumentarium zur Paratibialen Fasziotomie (Firma Martin, Tuttlingen)

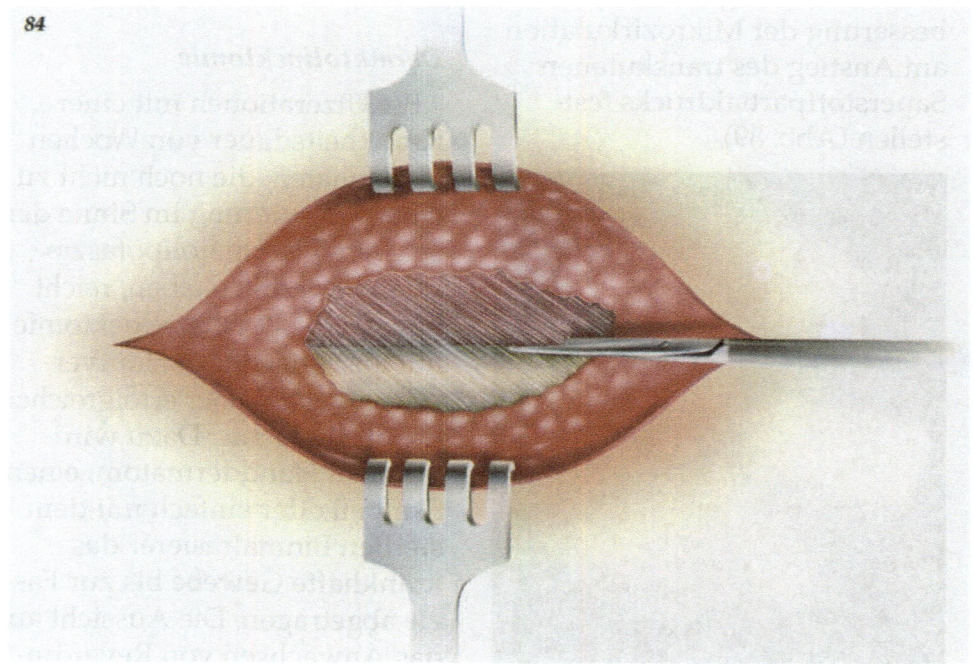

Abb. 84
Operationssitus I zur Paratibialen Fasziotomie. Freilegung und Inzision der Faszie. Vergrößerte Darstellung

Abb. 85
Operationssitus II zur
Paratibialen Fasziotomie.
Fasziotomie nach proximal
mit dem Fasziotom.
Vergrößerte Darstellung
etwa im Maßstab 2:1

Abb. 85
Operationssitus II zur
Paratibialen Fasziotomie.
Fasziotomie nach proximal
mit dem Fasziotom.
Vergrößerte Darstellung
etwa im Maßstab 2:1

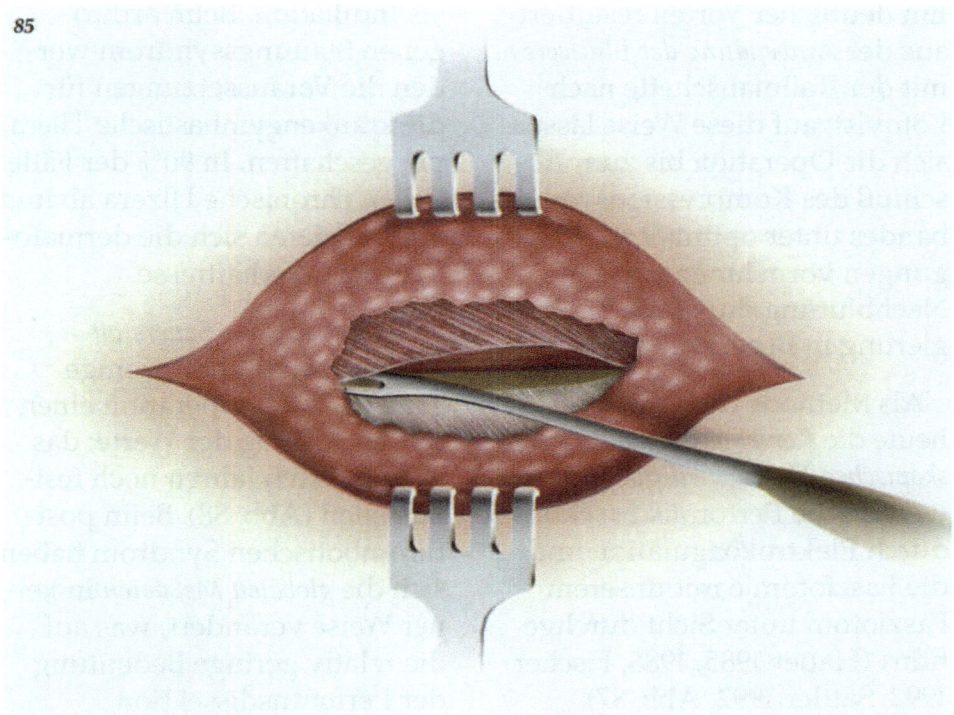

85

gelangen auch die wichtigen anterioren Gefäße der Cockettschen Gruppe zur Dissektion, die in einer Duplikatur des Schienbeinperiosts verlaufen.

Als wesentliche *Komplikation* der blinden Perforansdissektion galt die gelegentliche Ausbildung eines postoperativen Hämatoms trotz Wunddrainage und Kompressionsverband. Die Mobilität des Patienten und der lokale Heilungsprozeß wurden dadurch verzögert. Deshalb haben wir zwei Modifikationen der Technik eingeführt.

Abb. 86
Operationssitus bei der
Paratibialen Fasziotomie.
Einführung des Perforans-
dissektors in den subfaszialen
Raum.
Vergrößerte Darstellung

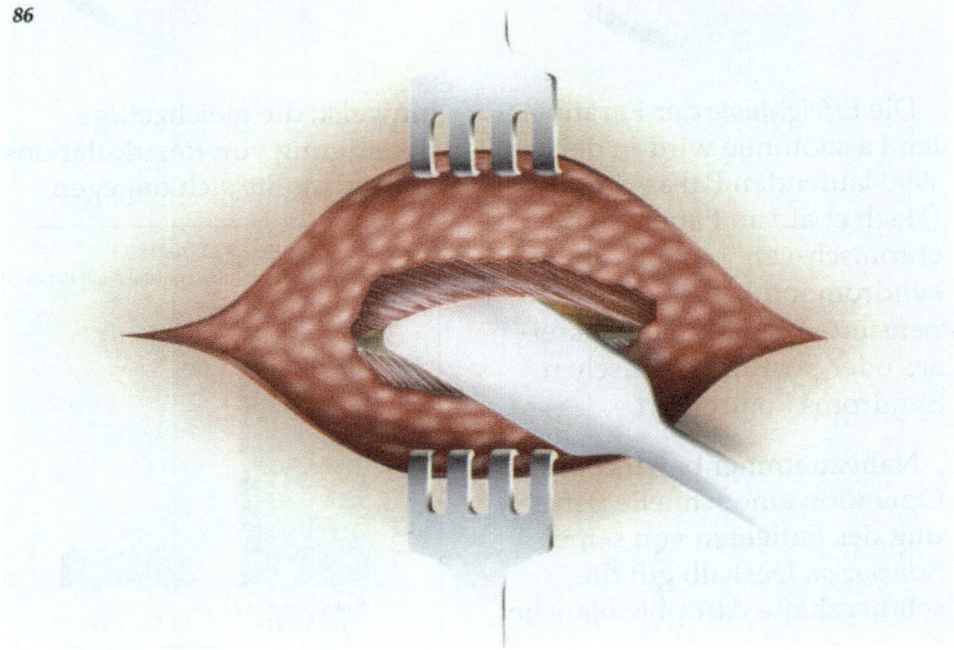

86

Ein deutlicher Vorteil resultiert aus der *Anwendung der Blutleere* mit der Rollmanschette nach Löfqvist; auf diese Weise lassen sich die Operation bis zum Abschluß des Kompressionsverbandes unter optimalen Bedingungen vornehmen und eine Nachblutung durch die Bandagierung in Blutleere verhindern.

Als Methode der Wahl gilt heute die *Kombination mit der endoskopischen Venenchirurgie*. Dabei werden die Perforansdissektion durch Elektrokoagulation und die Fasziotomie mit unserem Fasziotom unter Sicht durchgeführt (Hauer 1985, 1988, Fischer 1992, Sattler 1992. Abb. 87).

als Indikation. Beim arthrogenen Stauungssyndrom werden die Voraussetzungen für die krankengymnastische Therapie geschaffen. In 90% der Fälle heilen chronische Ulzera ab und normalisieren sich die dermatologischen Verhältnisse.

Die *transkutane Sauerstoffmessung* zeigt schon wenige Tage nach der Operation einen steilen Anstieg der Werte; das ist auch nach Jahren noch festzustellen (Abb. 88). Beim postthrombotischen Syndrom haben sich die *globalen Meßdaten* in keiner Weise verändert, was auf die relativ geringe Bedeutung der Perforansdissektion

87 a

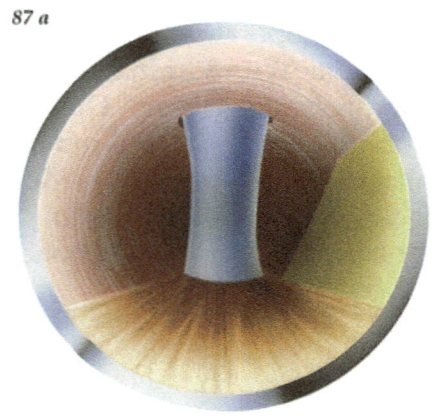

87 b

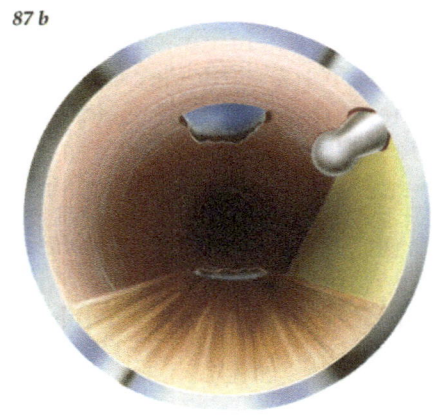

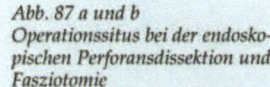

Abb. 87 a und b
Operationssitus bei der endoskopischen Perforansdissektion und Fasziotomie
a: Darstellung einer medialen Cockettschen V. perforans aus der mittleren Gruppe
b: Zustand nach Elektrokoagulation und Durchtrennung der V. perforans. Einführung des Fasziotoms zur Fasziotomie direkt am Ansatz der Tibia

Die *Erfolgsquote* der Paratibialen Fasziotomie wird in der seit 1990 laufenden PaFas-Studie (Hach et al.) an Patienten mit chronisch-venösem Stauungssyndrom infolge eines dekompensierten Rezirkulationskreises oder postthrombotischen Syndroms kontrolliert.

Nahezu immer bewirkt die Operation eine schnelle Befreiung des Patienten von seinen *Schmerzen*. Deshalb gilt die schmerzhafte Atrophie blanche

hinweis; die gleichzeitige Beseitigung von Rezirkulationskreisen mußte sich dagegen

Abb. 88
Heilungsquote von chronisch-persistierenden Ulcera cruris 1 bis 3 Jahre nach Paratibialer Fasziotomie

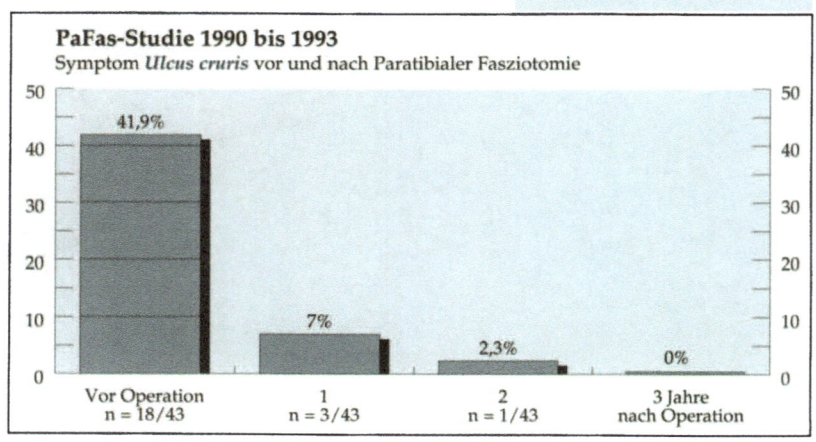

PaFas-Studie 1990 bis 1993
Symptom *Ulcus cruris* vor und nach Paratibialer Fasziotomie

41,9%	7%	2,3%	0%
Vor Operation n = 18/43	1 n = 3/43	2 n = 1/43	3 Jahre nach Operation

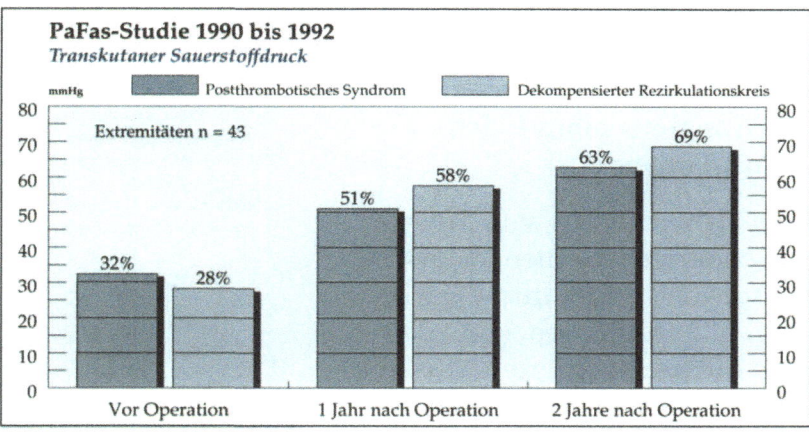

PaFas-Studie 1990 bis 1992
Transkutaner Sauerstoffdruck

Abb. 89
Verhalten des transkutanen Sauerstoffdrucks 4 Wochen und 2 Jahre nach paratibialer Fasziotomie bei 43 Patienten mit postthrombotischem Syndrom und dekompensiertem Rezirkulationskreis, die an einem schweren chronisch-venösem Stauungssyndrom litten

Abb. 90
Operationssitus I der lateralen Muskeltranspositionsplastik. Resektion des Ulcus cruris bis zur Faszie

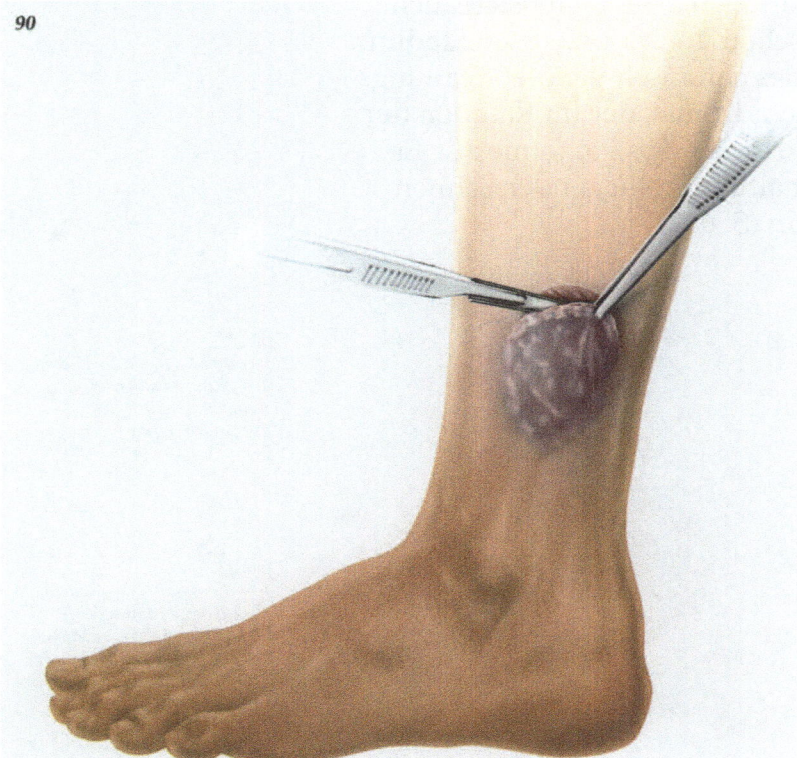

90

meßtechnisch deutlich bemerkbar machen.

Seit Einführung des Hachschen Fasziotoms ist die Quote der *lokalen Komplikationen* auf unter 5 % abgesunken. Beobachtet werden Sensibilitätsstörungen durch Alteration des N. saphenus, Läsionen der Lymphgefäße und Nachblutungen, die aber nie einen Anlaß zur Besorgnis gaben. Die Thrombose-Prophylaxe erfolgt mit niedermolekularem Heparin 4 bis 7 Tage nach der Operation.

In der Regel besteht eine entzündliche Dermatose, von der die *Gefahr der Wundinfektion* ausgehen kann. Durch die Fasziotomie wird am Ulkusgrund der subfasziale Raum eröffnet. Damit ist das Risiko der Verschleppung von Keimen gegeben. Wir nehmen deshalb prinzipiell die antibiotische Prophylaxe mit Cefotiam vor (Salzmann 1993).

Ob die Faszienlücke im Laufe der Jahre wieder zuwachsen kann und dadurch die ursprünglichen Bedingungen entstehen, ist bis heute nicht zu beantworten. In einzelnen Fällen mit rezidivierender Erkrankung nahmen wir den Eingriff ein *zweites Mal* vor, jedoch erlauben die geringen Zahlen bisher keine eindeutige Beurteilung.

Naturgemäß bleibt der Eingriff auf die krankhaften Prozesse am *Innenknöchel* beschränkt. Bei fortbestehender Grundkrankheit ist auf die konsequente Kompressionstherapie nicht zu verzichten.

Laterale Muskeltranspositionsplastik

Das therapie-resistente *laterale* Ulcus cruris venosum war bisher auf chirurgische Weise nicht anzugehen. Hier bietet sich heute die Laterale Muskeltranspositionsplastik mit Hauttransplantation an (Hach 1993).

91

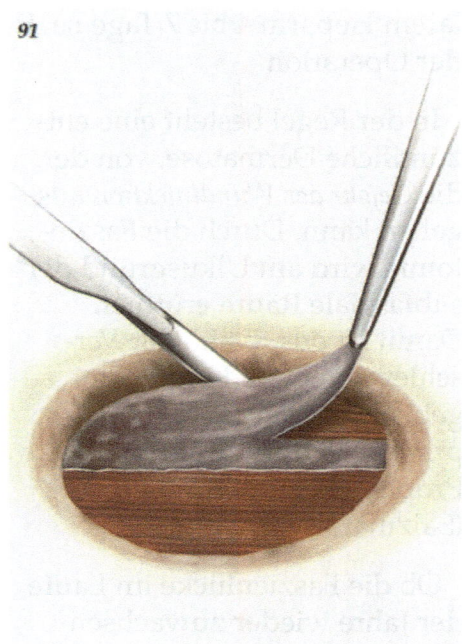

Zunächst wird das Geschwür nach dem Homansschen Prinzip bis in den gesunden Bereich ausgeschnitten (Abb. 90). Anschließend erfolgt die Resektion der Fascia cruris mit Eröffnung der Kompartimente des M. extensor digitorum longus und des M. peroneus longus, die neben der Fibula liegen (Abb. 91). Die beiden Muskeln lassen sich leicht aus ihrer Loge herausluxieren (Abb. 92) und über dem Wadenbein durch Knopfnähte miteinander adaptieren (Abb. 93).

Die normal durchbluteten Muskeln am Wundgrund bieten optimale Voraussetzungen für die Annahme eines freien Transplantats.

Die Übertragung von Reverdin- oder von kleinen Thiersch-Läppchen kann unmittelbar erfolgen. Es ist zu beachten, daß sich die transponierten Muskeln bei Fußbewegungen gegeneinander verschieben und sich größere Transplantate ablösen. Aus diesem Grunde darf mit der Hautverpflanzung auch einige Tage zugewartet werden, bis die Muskeln von frischem Granulationsgewebe bedeckt sind. Der Patient kann mit einem festen Kompressionsverband etwas umhergehen, sollte jedoch stärkere Anstrengungen bis zur völligen Abheilung vermeiden.

Die laterale Muskeltranspositionsplastik bietet sich auch schon im prä-ulzerösen Stadium des chronisch-venösen Stauungssyndroms oder im Rahmen der kruralen Fasziektomie zur Erhaltung freiliegender Sehnen an (S. 68).

Abb. 91
Operationssitus II der lateralen Muskeltranspositionsplastik. Großzügige Resektion der Faszie über den Kompartimenten des M. peroneus longus (unten) und M. extensor digitorum longus (oben). Septum intermusculare anterius mit dem Periost der Fibula in der Mitte des Bildes

92

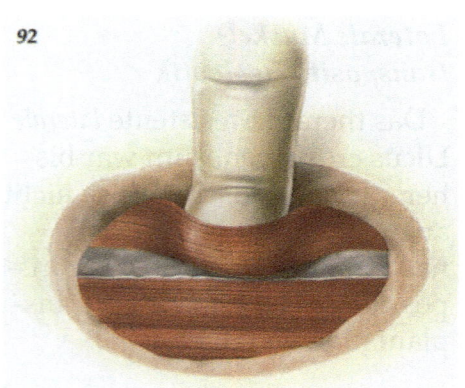

93

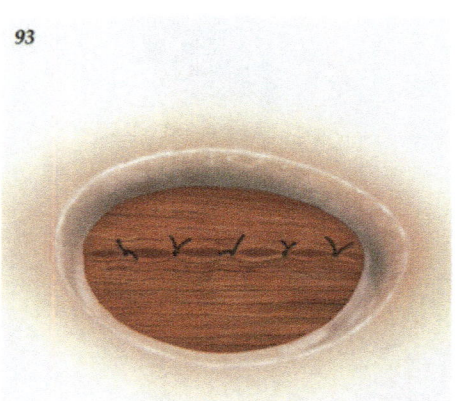

Abb. 92
Operationssitus III der lateralen Muskeltranspositionsplastik. Digitale Luxierung des M. extensor digitorum longus.

Abb. 93
Operationssitus IV der lateralen Muskeltranpositionsplastik. Adaption der luxierten Muskeln über der Fibula und Fixierung durch Knopfnähte. Anschließend Hauttransplantation

Abb. 94
Operationssitus I der kruralen
Fasziektomie. Bauchlage des
Patienten. Beugung im Knie-
gelenk und Hochlagerung des
Unterschenkels auf einen
Zusatztisch

Krurale Fasziektomie

Für die schwersten Krankheitsfälle des chronisch-venösen
Stauungssyndroms mit ausge-
dehnter zirkulärer Ulzeration,
Nekrosen von Faszienanteilen
und Sehnen bietet die Krurale
Fasziektomie mit Eröffnung der
dorsalen Kompartimente und
gegebenenfalls Muskeltranspo-
sitionsplastiken eine gute Aussicht auf dauerhafte Heilung
(Hach 1993). Es handelt sich dabei durchaus um einen größe-
ren Eingriff; die Bedingungen
der allgemeinen Operabilität
und Narkosefähigkeit müssen
deshalb gegeben sein.

Der jahrelange Krankheitsprozeß führt in der Regel zu einer
persistierenden entzündlich-
humoralen Reaktion mit Eisen-
mangelanämie. Die regionäre
Muskulatur weist eine reaktiv
bedingte globale Minderdurch-
blutung auf, die in Verbindung
mit den Veränderungen am
Bandapparat der Fuß- und
Sprunggelenke schmerzhafte
Haltungsschäden verursacht.
Sehnennekrosen im Bereich der
fibularen Streckmuskulatur
oder der Achillessehne vervoll-
ständigen das klinische Bild.
Ein Begriff wie *Ulcus cruris* oder
arthrogenes Stauungssyndrom spie-
gelt das Ausmaß der Krankheit
nicht mehr wider; besser ist von
einem **chronischen Faszienkompressionssyndrom** des Unterschenkels die Rede. Damit kommt
dann auch zum Ausdruck, daß
die große Gliedmaßenamputa-
tion sowohl vom Arzt als auch
vom Patienten in Erwägung
gezogen werden (Abb. 94).

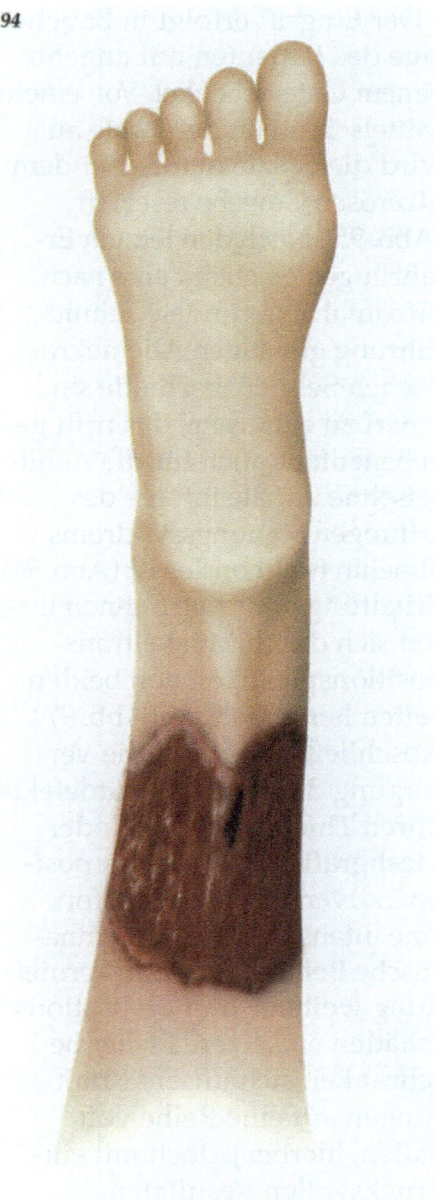

94

Eine nicht geringere Bedeutung hat die Krankheit in psy-
chosomatischer und sozialme-
dizinischer Hinsicht. Meistens
führte das chronische Leiden
des Patienten zum Verlust des
Arbeitsplatzes, zu familiären
Problemen, zur Verarmung und
zur sozialen Isolierung. Durch
die Krurale Fasziektomie können
das chronische Faszienkompressionssyndrom und seine fatalen
Folgen geheilt werden.

Der Eingriff erfolgt in Bauchlage des Patienten mit angeho-
benem Unterschenkel. Von einem
Mittelschnitt an der Wade aus
wird die Faszie in toto mit dem
ulzerösen Gewebe reseziert
(Abb. 95). Nach den letzten Erfahrungen erscheint eine nach
proximal abgerundete Schnittführung günstiger. Alle nekrotischen Sehnenabschnitte sind
scharf zu entfernen; das trifft gegebenenfalls auch für die Achillessehne zu, die infolge des
arthrogen Stauungssyndroms
ohnehin funktionslos ist (Abb. 96).
Erhaltungswürdige Sehnen lassen sich durch Muskeltrans-
positionsplastiken von beiden
Seiten her abdecken (Abb. 97).
Abschließend erfolgt die Versorgung des großen Hautdefekts
durch Thiersch-Lappen oder
Meshgraft-Plastik. In der postoperativen Phase muß sofort
eine intensive krankengymnastische Behandlung zur Vermeidung weiterer Immobilisations-
schäden einsetzen. Bisher be-
schränken sich unsere Erfahrungen auf eine Reihe von
Fällen, hierbei jedoch mit ein-
drucksvollen Resultaten.

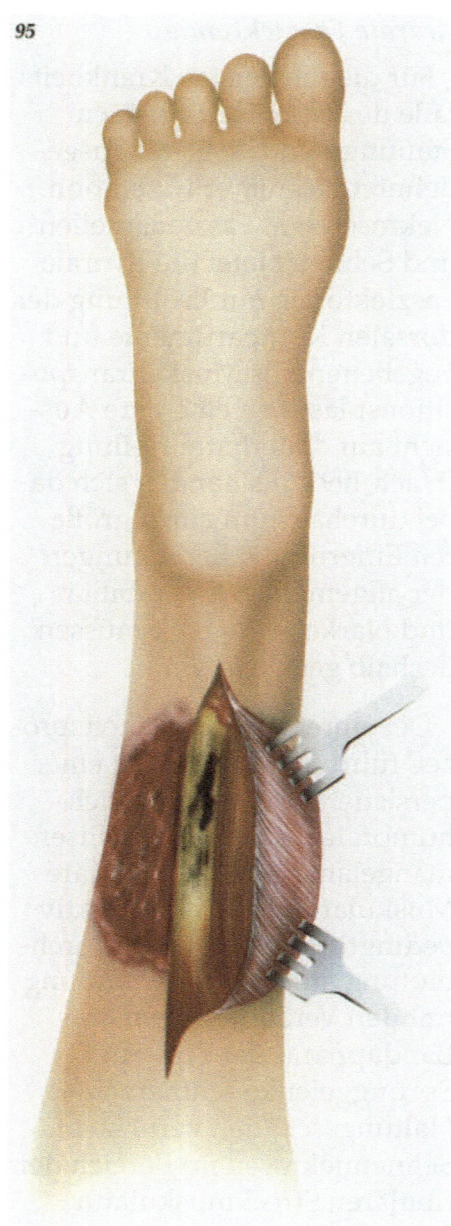

95

Abb. 95
Operationssitus II der Kruralen
Fasziektomie in Bauchlage des
Patienten. Zirkuläre Resektion
der Fascia cruris einschließlich
aller nekrotischen Gewebsanteile

Kasuistik I zur Kruralen Fasziektomie

Der 51jährige Patient P. W. erkrankte
1973 erstmals an einer tiefen Bein- und
Beckenvenenthrombose. Die Fibrino-
lyse blieb erfolglos. Von 1974 bis 1977
traten unter der Antikoagulation wiederholt Rezidive auf, die mehrfach
stationäre Behandlungen erforderlich
machten. Ab 1974 entstanden beiderseits ausgedehnte Ulcera crurum; bis
1981 wurden deshalb sechs Hautverpflan-
zungen und eine Röntgenbestrah-
lung vorgenommen, immer ohne Erfolg. Im Jahre 1989 erstreckten sich die
Geschwüre auch auf den linken Fuß
bis zu den Zehen, deshalb mußte die
Vorfußamputation durchgeführt wer-

den. Die Paratibiale Fasziotomie hatte
keinen Effekt. Zuletzt erkrankte der
Patient an einem perforierten Magen-
geschwür mit nachfolgender Armvenenthrombose rechts; auch wegen der
ausgedehnten Ulzerationen dauerte
der Krankenhausaufenthalt 9 Monate.
Danach stellten sich eine weitgehende
Reinigung und teilweise Epithelialisie-
rung der Geschwüre ein.

Die soziale Anamnese zeigte den für
das Krankheitsbild charakteristischen
Abstieg des Lebensweges. Als Maschi-
nenschlosser und Schweißer hatte der
Patient ein gutes Einkommen und

Abb. 96
Operationssitus III der Kruralen
Fasziektomie in Bauchlage des
Patienten. Resektion von nektro-
tischen Faszienabschnitten,
gegebenenfalls auch der Achilles-
sehne

Abb. 97
Operationssitus IV der Kruralen
Fasziektomie. Deckung von
erhaltungswürdigen Sehnen
durch Muskeltranspositionspla-
stiken. Abschließende Deckung
des Gewebsdefekts durch freie
Hauttransplantate

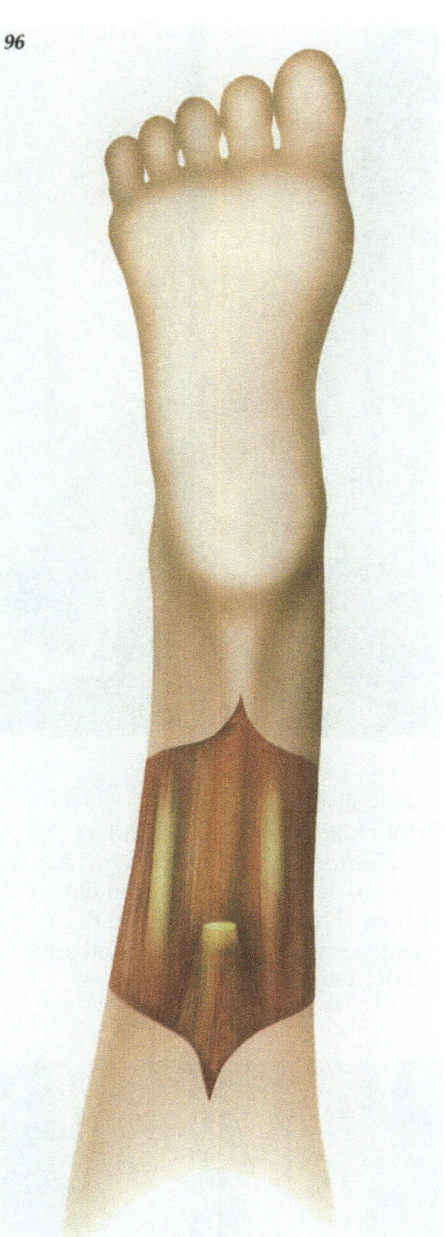

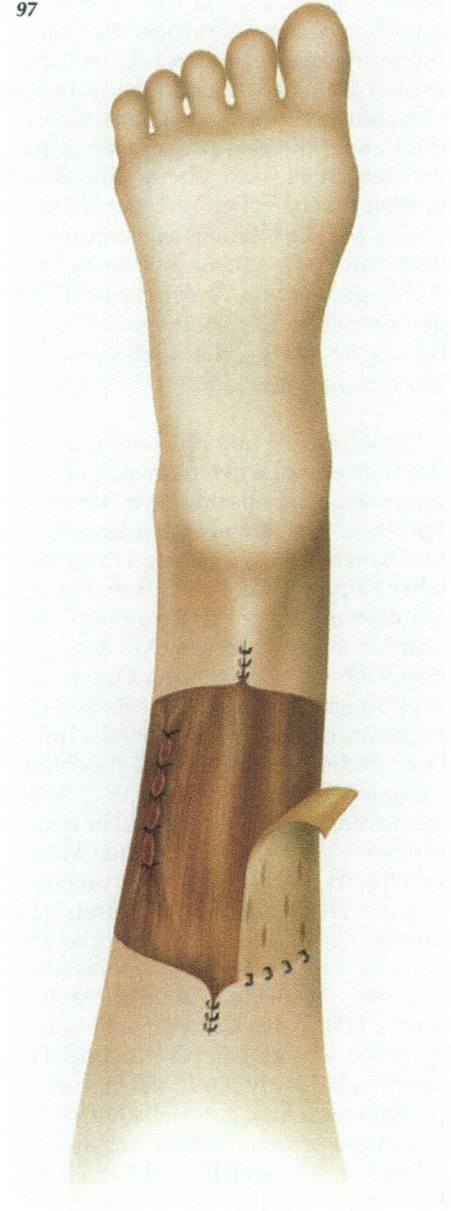

konnte ein Eigenheim erwerben. Die erste Ehe ging wegen der häufigen und langen Krankenhausaufenthalte auseinander. 1976 wurde das Haus verkauft. Seit 1979 kam es dann zu einem hohen Schmerzmittelverbrauch und zum Alkoholismus. Eine zweite Ehe wurde hauptsächlich wegen der unerträglichen Wundgerüche geschieden. Die Situation führte zur Drogenabhängigkeit, die Entziehungstherapie hatte aber Erfolg.

Täglich waren zwei aufwendige Verbandswechsel an beiden Beinen notwendig. Die Materialien dafür mußte sich der Patient teilweise auf eigene

Rechnung besorgen. Weiterhin kamen die Untersuchungs- und Behandlungskosten bei einer Reihe renomierter Ärzte hinzu. Die Kleidung, die Bettwäsche und auch die Matrazen standen unter einem hohen Verschleiß.

Bei der ambulanten Konsultation im Januar 1993 lag eine suizidale Gefährdung vor. Elf von 19 Jahren seines Lebens hatte der Patient in medizinischen und dermatologischen Kliniken verbracht, ohne daß eine Abheilung der Ulzerationen erzielt werden konnte. Zwar ließ sich durch die langen Immobilisationen immer wieder eine

Besserung der lokalen Verhältnisse erreichen, unter der orthostatischen Belastung des normalen Lebens kam es aber gleich wieder zu einer rapiden Verschlimmerung. Dabei beherrschte der Patient die Kompressionstherapie meisterlich; er reiste überall mit seiner großen Tasche voller Verbandsmaterialien an. Die Geruchsbelästigung hatte ihn in die soziale Isolierung mit Abhängigkeit von Pharmaka und Drogen getrieben. Der soziale und der berufliche Abstieg des intelligenten Mannes gelangte auf den Tiefpunkt.

Die klinischen und phlebographischen Befunde entsprachen dem ausgeprägten postthrombotischen Syndrom der Bein- und Beckenvenen beiderseits. Das Körpergewicht betrug 125 kg bei einer Körpergröße von 1,91 m. Risikofaktoren im Sinne der Thrombophilie wurden ausgeschlossen. Alle biochemischen Parameter der Organfunktionen, des Stoffwechsels und der Immunserologie lagen ebenfalls im Bereich der Norm. Die BSG-Beschleunigung betrug 13/40 mm n.W.. Nach der letzten Immobilisation über neun Monate wegen des perforierten Magengeschwürs, der Armvenenthrombose und der ausgedehnten zirkulären Ulzerationen erschien der Ulkusgrund sauber. Die schwere Dermatolipofasziosklerose war zirkulär um die distale untere Hälfte des Unterschenkels angesiedelt. Die globalen Meßwerte der venösen Hämodynamik fielen stark pathologisch aus. Arterielle Durchblutungsstörungen ließen sich ausschließen. Als Begleitkrankheit ist ein Klinefelter-Syndrom zu erwähnen.

Der Patient ist intelligent und differenziert. Er kam mit der eindringlichen Bitte um die beidseitige Unterschenkelamputation in unsere Klinik, um seinem Leben die entscheidende Wende und wieder einen Sinn zu geben. In die Krurale Fasziektomie willigte er ohne jedes Zögern ein (Abb. 98 a-d).

Die Operation des rechten Beins wurde am 03.03.1993 und links am 13.04.1993 vorgenommen. Nach der Deckung von kleinen verbliebenen Hautdefekten erfolgte am 02.06.1993 die Entlassung aus stationärer Behandlung. Seit 1974 waren die Ulcera erst-

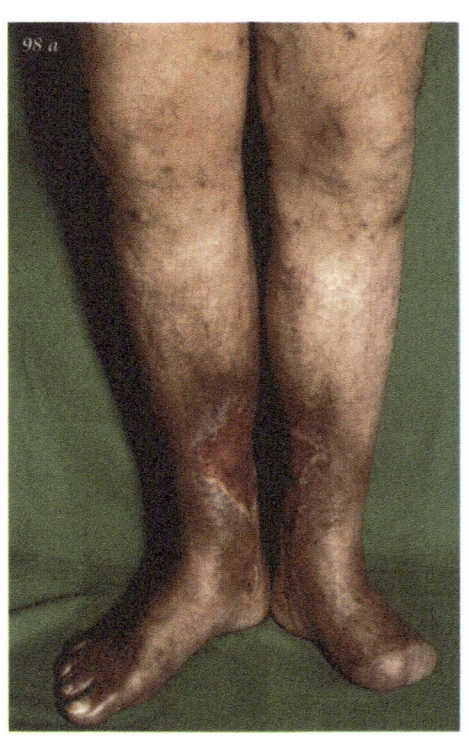

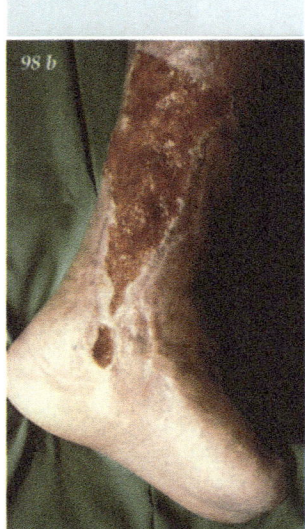

mals vollständig abgeheilt. Dieser Erfolg hält seitdem unverändert an. Die Kompressionstherapie wird konsequent fortgesetzt. Inzwischen haben sich zur Ehefrau wieder enge Beziehungen ergeben. Der Patient ist auch wieder berufstätig.

Abb. 98 a-d
Patient F.W., 51 Jahre. Schwerste zirkuläre Dermatolipofasziosklerose mit eingeschränkter Motilität in den oberen Sprunggelenken. Persistierende Ulzerationen seit 20 Jahren infolge postthrombotischen Syndroms der Bein- und Beckenvenen beiderseits. Zustand nach Vorfußamputation links wegen unheilbarer Geschwüre

a: Präoperative Situation nach Immobilisation über 9 Monate

b: Detail

c: Komplette Abheilung des chronisch-venösen Stauungssyndroms nach kruraler Fasziektomie mit freier Hauttransplantation. Aufnahmen 10 Monate später

d: Detail

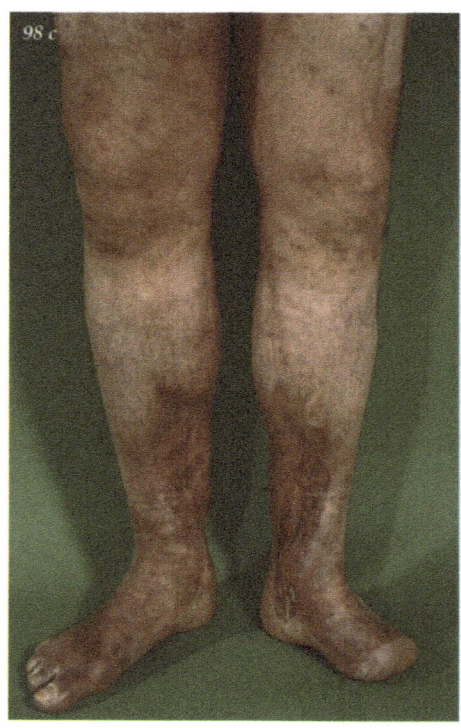

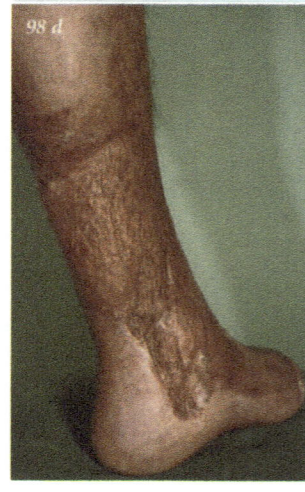

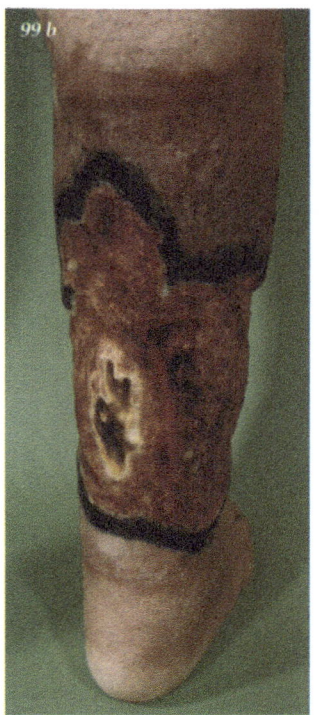

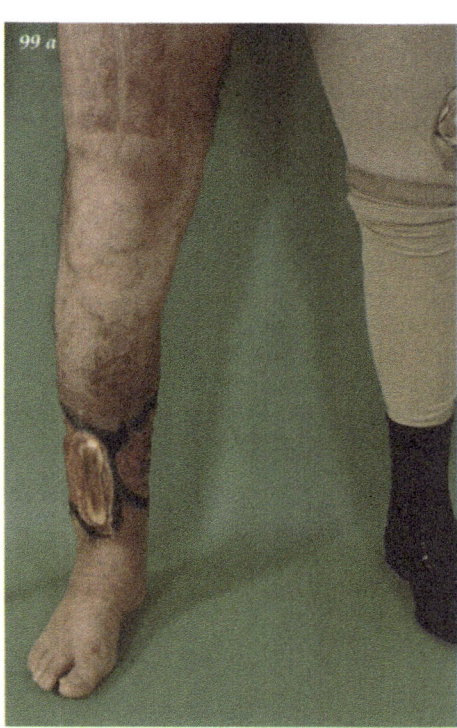

Abb. 99 a–d
Patient, 51 Jahre. Postthrombotisches Syndrom der Bein- und
Beckenvenen beiderseits.
Zustand nach Oberschenkelam-
putation links wegen progredien-
ter Nekrotisierung nach endoskopischer Perforansdissektion.
Rechts zirkuläre Ulzeration mit
Einbeziehung der Achillessehne
und anderer Sehnenanteile

a: Klinischer Status vor der
Operation

b: Detail

c: Klinischer Status 6 Wochen
später nach Anheilung der Hauttransplantate

d: Detail

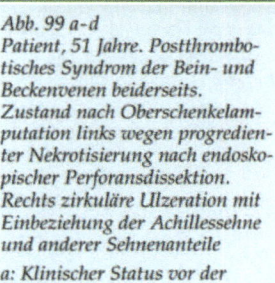

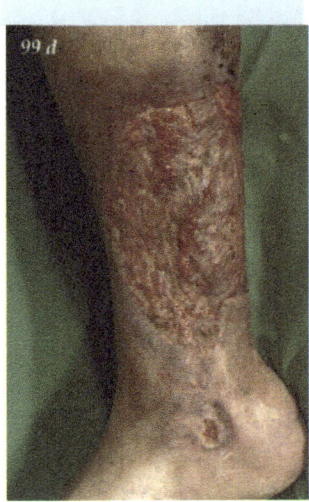

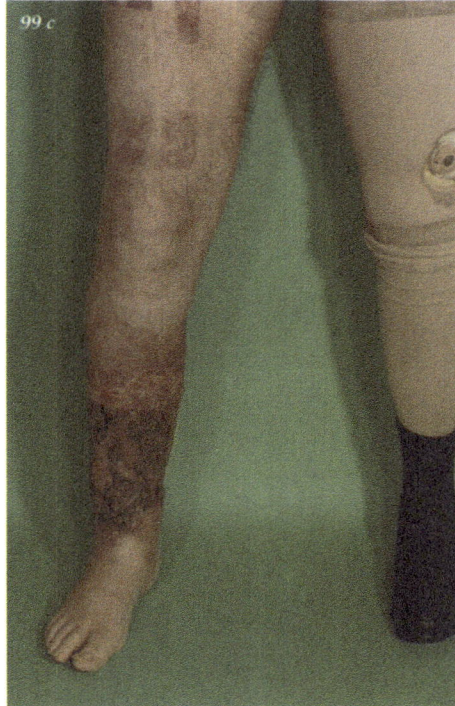

Kasuistik II zur Kruralen Fasziektomie

Der 52-jährige Patient P. W. erkrankte
erstmals 1968 an einer tiefen Beinvenenthrombose links und dann wieder 1972
beiderseits jeweils nach Arbeitsunfäl-
len als Betriebsschlosser. Bis 1988 liefen
trotz effizienter Antikoagulation immer
wieder Thrombosen und 4 Lungenem-
bolien ab. Die Krankenhausaufenthalte
betrugen insgesamt 6 von 20 Jahren.
Wegen der Ulzerationen erfolgte dann
die endoskopische Perforansdissektion
beiderseits. Anschließend kam es zu
einer drastischen Verschlimmerung des
Krankheitsbildes; am linken Bein wei-
teten sich die Nekrosen aus, so daß
Amputationen in mehreren Ebenen bis
zur Ablatio femoris erforderlich wurden; rechts dehnte sich das Geschwür
zirkulär um den Unterschenkel aus;
trotz jahrelanger fachgerechter Behandlung bestand keine Heilungstendenz.

Im 46. Lebensjahr erfolgte die Beren-
tung. Den Lebensunterhalt bestritt im
wesentlichen die Ehefrau. Täglich
waren wegen der starken Sekretion aus
dem Geschwür des rechten Beines
zwei aufwendige Verbandswechsel
notwendig. Trotzdem hielt der üble
Wundgeruch an, das Wundsekret
stand im Schuh. Die Freunde und
Verwandten zogen sich zurück. Der
Besuch von öffentlichen Veranstaltun-
gen oder Gaststätten wurde unmög-
lich. Der Patient fühlte sich aus der
Gesellschaft ausgeschlossen, er wurde
depressiv und weinte oft.

Bei der klinischen Untersuchung
befand sich Herr P. W. in einem kranken Allgemeinzustand mit einem Körpergewicht von 80 kg bei einer Körpergröße von 1,74 m. Der Oberschenkel-
stumpf links erschien reizlos. Rechts
bestand ein fixierter Spitzfuß. Die
Ulzeration dehnte sich am rechten
Unterschenkel zirkulär aus und bezog
weitreichende Sehnennekrosen ein.
Risikofaktoren der Thrombophilie oder
anderer Grundkrankheiten wurden
ausgeschlossen. Die Phlebographie
ergab ein schweres postthrombotisches
Syndrom der Bein- und Beckenvenen
rechts. Arterielle Durchblutungsstörungen lagen nicht vor.

Bei der Operation am 21.04.1993 wurde die Faszie bis handbreit unterhalb vom Knie zirkulär reseziert einschließlich aller nekrotischen Gewebs- und Faszienanteile. Die Muskulatur wies ein auffälliges gelbliches Kolorit auf. Deshalb erfolgten Probeexzisionen zur histologischen Untersuchung im Abstand von sechs Wochen. Innerhalb vier Wochen war das Ulkus erstmals nach fünf Jahren komplett abgeheilt (Abb 99 c,d). Bis zur letzten Information im Mai 1994 blieb das Ergebnis unverändert gut.

Die histologische Untersuchung der Muskulatur des M. soleus zeigte vor der Operation eine hochgradige Verarmung der Muskelzellen an Glykogen sowie Nekrosen und ein interstitielles Ödem. Bei der Kontrolle nach drei Wochen haben sich die Veränderungen vollständig normalisiert. Der Befund unterstützt die Theorie des chronischen Kompartmentsyndroms als Ursache der ungewöhnlich schweren und komplikationsreichen Krankheit und erklärt den Erfolg der Fasziektomie durch die Beseitigung der pathologischen Druckbedingungen.

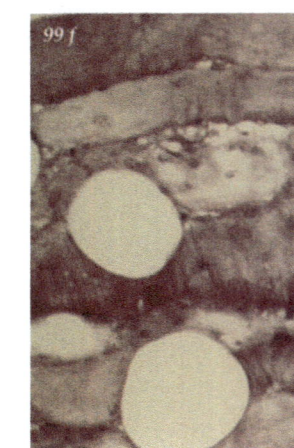

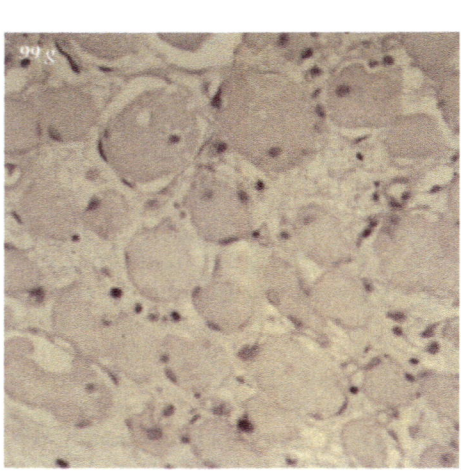

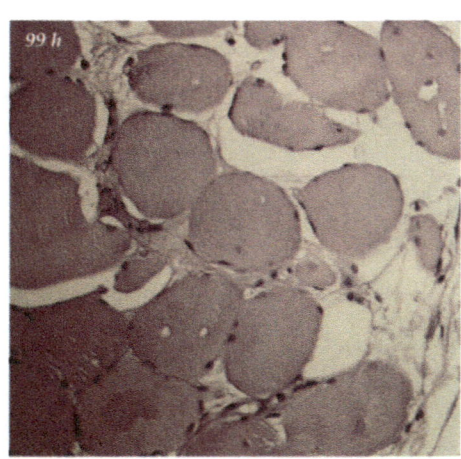

Abb. 99 e-h
e: Histologische Befunde (PAS-Färbung) vor der Operation. Glykogenverarmung der Muskulatur

f: Normalisierung des Glykogengehalts der Muskelzellen nach Operation

g: Histologische Befunde (HE-Färbung) Nekrosen der Muskulatur und interstitielles Ödem vor Operation

h: Normalisierung nach dem Eingriff

Die große Krampfaderkrankheit und Beingeschwüre waren früher in unserem Kulturkreis mit dem Privileg des Armenleids und des Berliner Zille-Milieus verbunden. Der variköse Symptomenkomplex galt als Fügung des Schicksals infolge einer Erblast von mütterlicher Seite her und nach vielen Schwangerschaften. Die konservative Damenmode und die gesellschaftlichen Bedingungen kamen seinerzeit der Vertuschung des Leidens entgegen; die Ärzte waren in ihren Bemühungen mehr oder weniger machtlos, demzufolge an dem Leidensdruck der Patienten auch mehr oder minder desinteressiert. Ernsthafte Komplikationen im Krankheitsverlauf oder gar Todesfälle fanden in der wissenschaftlichen Literatur keinen Niederschlag.

Die Zeiten haben sich geändert. Der moderne Mensch möchte auf keine Ansprüche der Freizeitgestaltung verzichten. Die berufliche Karriere erfordert eine modische Kleidung, und jede Krankheit ist mit einem negativen Image behaftet. Die Forderung des Patienten nach einer wirksamen Therapie wurde immer nachdrücklicher. Hinzu kamen die Erkenntnisse, daß die Venenkrankheiten hinsichtlich ihrer Kosten im Gesundheitswesen eine absolut dominierende Rolle spielen.

Mit der Einführung bildgebender Verfahren in die Venendiagnostik stellte sich bald heraus, daß die Krampfaderkrankheit weit über die Grenzen des lokalen extrafaszialen Befundes hinausgeht. Das theoretische Konzept des Rezirkulationskreises erlaubte auf einen Schlag die Erklärung aller Komplikationen des Krankheitsgeschehens vom orthostatischen Kollaps bis zur transfaszialen Thrombose mit fataler Lungenembolie, vom Ulcus cruris bis zum unheilbaren arthrogenen Stauungssyndrom. Die neuen wissenschaftlichen Erkenntnisse ließen natürlich auch die Chirurgen mit ihren Bemühungen um aktuelle Behandlungsmethoden nicht ruhen. Die Betrachtungsweise der primären Varikose als Rezirkulationskreis erlaubt heute eine flexible Schematisierung der operativen Strategie aufgrund reproduzierbarer diagnostischer Fakten.

Immer häufiger kommen Patienten in die Sprechstunde, die an dem schweren Krankheitsverlauf der sekundären Leitveneninsuffizienz oder ihres postthrombotischen Syndroms resignieren, weil die Medizin bisher keinen Ausweg aus ihren theoretischen Dogmen fand. Die modernen Operationsmethoden an der Fascia cruris stehen erst am Anfang ihrer Entwicklung. Die empirischen Erfolge setzten aber bereits wichtige Impulse zur wissenschaftlichen Forschung.

Unverkennbar sind heute auch Einflüsse durch den Generationswechsel von Angiologen und Venenchirurgen festzustellen. Nur profunde Kenntnisse in der modernen bildgebenden Diagnostik, in der Phlebographie und der Duplex-Sonographie vermögen den Ansprüchen der aktuellen Medizin nachzukommen. Die letzten zwei Jahre haben der venösen Angiologie fast ebensoviele spektakuläre Erkenntnisse gebracht wie die vergangenen 2000 Jahre seit dem Beginn der abendländischen Medizin mit Hippokrates.

Literatur

Geschichte der Venenchirurgie (S. 10-14)

Babcock W W: A new operation for the exstirpation of varicose veins of the leg. NY J Med 1907; 86: 153-6

Bardeleben A: Lehrbuch der Chirurgie und Operationslehre. Bd II: 245-57. Reimer, Berlin 1859

Berard : zit n Bardeleben A: Lehrbuch der Chirurgie und Operationslehre. Bd II: 255. Reimer, Berlin 1859

Celsus A C: De re medica lib VII cap 31. Zit n Gurlt E: Geschichte der Chirurgie und ihrer Ausübung. Bd I: 375. Hirschwald, Berlin 1898

Delbet P: Traitement des varices par l'anastomose saphéno-femorale. Bull Méd 1906 20:1119-21.

Flörken H: Zur Operation der Varizen. Münch Med Wochenschr 1920; 67: 322

Friedel G: Operative Behandlung der Varicen, Elephantiasis und Ulcus cruris. Arch Klin Chir 1908; 86: 143-59

Hach W: Die Phlebographie der unteren Extremität, Indikationen, Komplikationen, Technik. Vortrag Hess Ges Med Strahlenkd, Marburg 2.6.1973

Hach W: Die aszendierende Preßphlebographie, eine Routinemethode zur Beurteilung der oberflächlichen Stammvenen. In Friedrich H C, Hamelmann H: Ergeb Angiol Bd VIII. Schattauer, Stuttgart New York 1974

Hesse E, Schaack W: Die sapheno-femorale Anastomose. Verh Dtsch Ges Chir 1911; 39: 147-94

Hippokrates: De vulneribus s. ulceribus. Zit n Gurlt E: Geschichte der Chirurgie. Bd I: 271. Hirschwald, Berlin 1898

Kocher T: Vereinfachung der operativen Behandlung der Varicen. Dtsch Ztschr Chir 1916; 138: 113-51

Kuzmik P: Beiträge zur operativen Behandlung der Venektasien der unteren Extremität. Bruns Beitr Klin Chir 1913; 84: 1-12

Madelung O W: Über die Ausschälung circoider Varicen an der unteren Extremität. Verh Dtsch Ges Chir 1884; 13: 114-7

Plinius C major: Zit n Gurlt E: Geschichte der Chirurgie und ihrer Ausübung. Bd I: 396. Hirschwald, Berlin 1898

Scultetus Ulmensis J: Armamentarium chirurgicum. Gerlinus, Frankfurt 1759

Schede M: Ueber die operative Behandlung der Unterschenkelvaricen. Berlin Klin Wochenschr 1877; Zit Cbl Chir 1877; 31: 493

Trendelenburg F: Ueber die Unterbindung der Vena saphena magna bei Unterschenkelvaricen. Bruns Beitr Klin Chir 1891; 7: 195-210

Störungen der Makrozirkulation (S. 15-54)

Arnoldi C C: The venous return from the lower leg in health and chronic venous insufficiency. Acta Orthop Scand 1964; Suppl 65

Cockett F B: The pathology and treatment of venous ulcers of the leg. Brit J Surg 1955; 43: 260-78

Curtius F: Untersuchungen über das menschliche Venensystem. Die allgemeine, venerable Venenwanddysplasie (Status varicosus). Dtsch Arch Klin Med 1962; 162: 330

Dinkel R: Epidemiologie und sozioökonomische Bedeutung von Venenkrankheiten. Phlebol Proktol 1989; 18: 262-4

Dinkel R: Epidemiologie und sozioökonomische Bedeutung von Venenkrankheiten. Vortrag Dt Ges Angiol. Karlsruhe 11-12.6.1993

Hach W: Spezielle Diagnostik der primären Varikose. Demeter, Gräfelfing 1981

Hach W: Die Rezirkulationskreise der primären Stammvarikose. Chir Praxis 1993; 47: 319-22

Hach W, Hach-Wunderle V: Phlebographie der Bein- und Beckenvenen. In Druck. Springer, Berlin Heidelberg New York Tokyo 1994

Hach W, Langer C, Schirmers U: Das arthrogene Stauungssyndrom. Vasa 1983; 12: 109-115

Hach W, Schirmers U, Becker L: Veränderungen der tiefen Leitvenen bei einer Stammvarikose der V. saphena magna. In Müller-Wiefel H: Mikrozirkulation und Blutrheologie. Witzstrock, Baden Baden Köln New York 1980.

Hach-Wunderle V: Thromboseprophylaxe nach chirurgischen Eingriffen am Venensystem. Vasa 1992; Suppl 35: 110-4

Hach-Wunderle V: Die sekundäre Popliteal- und Femoralveneninsuffizienz. Phlebol 1992; 21: 52-8

Haeger K, Lundskog O, May R: In May R: Chirurgie der Bein- und Beckenvenen. Thieme, Stuttgart 1975

Klüken N: Praktische Phlebologie. Klinik der Venenkrankheiten der unteren Extremität. Folia Angiol 1974; Suppl 4

May R, Nissl R: Die Phlebographie der unteren Extremität. Thieme, Stuttgart 1973

May R: Chirurgie der Bein- und Beckenvenen. Thieme, Stuttgart 1974

Molen van der H R, Kuiper J P: Funktionell-ikonographische Analyse des venösen Stauungssyndroms. Antologia Phlebologica Varitex. Emmerich 1962

Moszkowicz L: Behandlung der Krampfadern mit Zuckerinjektionen kombiniert mit Venenligatur. Zbl Chir 1927; 54: 1732-6

Nobl G: Der variköse Symptomenkomplex. Urban u Schwarzenberg, Berlin 1918

Partsch H: Periphere Venendruckmessung aus klinischer Sicht. In Kappert A, Partsch H: Venöse Insuffizienz. Perimed, Erlangen 1984

Prountjos P, Bastounius E, Hadjinikolaou L, Felekuras E et al: Superficial venous thrombosis of the lower extremities co-existing with deep venous thrombosis. A phlebographic study on 57 cases. Internat Angiol 1991; 10: 63-5

Staubesand J: Matrixvesikel und Mediadysplasie: Ein neues Konzept zur formalen Pathogenese der Varikose. Phlebol Proktol 1978; 7: 109-14

Welger D, Müller J H: Assoziierte thrombotische Prozesse des oberflächlichen perforierenden und intramuskulären Venensystems bei Patienten mit akuter Phlebothrombose der unteren Extremitäten. Z Ges Inn Med Grenzgeb 1988; 43: 15-8

Geschichte der Chirurgie des chronisch-venösen Stauungssydroms (S. 59-60)

Cockett F B: The pathology and treatment of venous ulcers of the leg. Brit J Surg 1955; 43: 260-78

Friedel G: Operative Behandlung der Varicen, Elephantiasis und Ulcus cruris. Arch Klin Chir 1908; 86: 143-59

Homans J: The operative treatment of varicose veins and ulcers, based upon a classification of these lesions. Surg Gynec Obstet 1916; 22: 143-58

Kocher T: Vereinfachung der Operationsbehandlung der Varizen. Zbl Chir 1917; 24: 540

Linton R R: The post-thrombotic ulceration of the lower extremity: Its etiology and surgical treatment. Ann Surg 1953; 139: 415-43

Moreschi S: Nuovo processo per la cura delle ulceri varicose degli arti inferiori: Riforma Med 1894. Ref Cbl Chir 1895; 2: 11

Nußbaum von N: Neue Heilmethoden bei Geschwüren. Aerztl. Intelligenz-Blatt (München) 1873; 20: 206-11

Paulinus K F: Neu Vermehrte/Heylsame Dreck-Apothecke. Knochen, Frankfurt am Mayn 1734

Petersen H: Der Cirkelschnitt bei der Behandlung der Unterschenkelvaricen und der varicösen Unterschenkelgeschwüre. Zbl Chir 1896; 33: 799

Wenzel C: Der Circulärschnitt am Oberschenkel bei der operativen Behandlung der Varicen und des Ulcus cruris. Berlin Klin Wochenschr 1902; 122-7

Wright A D: Leg ulcers. Lancet I 1952; 244

Störungen der Mikrozirkulation (S. 55-73)

Browse N L, Burnard K G: The cause of venous ulceration. Lancet 1982; II: 243

Coloridge Smith P D, Thomas P, Scurr J H, Dormandy J A: Causes of venous ulceration: a new hypothesis. Br Med J 1988; 296: 1726-7

Felix W, Langer H, Hönig I: Dosis/Wirkungs-Beziehungen von Ödemprotektiva. Phlebol Proktol 1989; 18: 241-4

Fischer R: Erfahrungen mit der endoskopischen Perforantensanierung. Phlebol 1992; 21: 224-9

Hach-Wunderle V: Die Prinzipien der Kompressionstherapie. Apotheker J 1993; 15: 58-63

Hauer G: Die endoskopische subfasziale Diszision der Perforansvenen - vorläufige Mitteilung. Vasa 1985; 14: 59-61

Hauer G, Barkun J, Wisser I, Deiler S: Endoscopic subfascial discission of perforating veins. Surg Endosc 1988; 2: 5-12

Langer C, Vorpahl U, Atamar C, Schück R: Die endoskopische Laserfasciotomie. In Schütz R M, Bruch H P, Weiß H D: Neue Trends in Diagnostik und Therapie von Venenleiden. Schmidt-Römhild, Lübeck 1993

Löfqvist I: Chirurgie in Blutleere mit Rollmanschetten. Chirurg 1988; 59: 853-4

Partsch H, Mostbeck A: Constriction of varicose veins and improvement of venous pumping by dihydroergotamine. Vasa 1985; 14: 74-80

Pflug JJ: The resting interstitial tissue pressure in primary varicose veins. J Vasc Surg 1990; 11:411–417

Salzmann G: Kontraindikationen und Komplikationen der paratibialen Fasziotomie. Workshop Neue Operationsmethoden beim chronisch-venösen Stauungssyndrom. Frankfurt 1.12.1993

Sattler G, Mössler K, Hagedorn M: Endoscopic perforating vein dissection and paratibial fasciotomy for the treatment of venous ulcer. Phlébologie 92. Eds Raymond-Martimbeau P, Prescott R, Zummo M. John Libbey Eurotext, Paris 1992

Staubesand J, Li Y: Zur funktionellen Anatomie der Fascia cruris. Workshop Neue Operationsmethoden beim chronisch-venösen Stauungssyndrom. Frankfurt 1.12.1993

Weiterführende Literatur

Altenkämper H, Felix W, Gericke A, Gerlach H E, Hartmann M: Phlebologie für die Praxis. de Gruyter, Berlin, New York 1991

Gerlach H E: Training bei Venenkrankheiten. TM-Verlag, Hameln 1991

Hach W, Salzmann G: Die Chirurgie der Venen. Ergeb Angiol Bd XXV. Schattauer, Stuttgart, New York 1982

Hach-Wunderle V: Die Untersuchung des venenkranken Patienten. Ztschr Allgemeinmed 1992; 68: 679-85

Hohlbaum G G, Milde L, Schmitz R, Weber G: Der medizinische Kompressionsstrumpf. Schattauer, Stuttgart, New York 1987

Lechner W: Varizen – was tun? Perimed, Erlangen 1985

Rabe E: Grundlagen der Phlebologie. Kagerer Kommunikation, Bonn 1994 (im Druck)

Ramelet A A, Monti M: Phlebologie, Leitfaden für die Praxis. Kagerer Kommunikation, Bonn 1993

Salzmann G: Paratibiale Fasziotomie und nicht-selektive Perforansdissektion. In Wuppermann T, Richter H: Thrombose und Thrombosefolgen. Schnetztor, Konstanz 1991

Schmeller W: Das arthrogene Stauungssyndrom. Diesbach, Berlin 1990

Schultz-Ehrenburg U, Weindorf N, von Uslar D, Hirche H: Prospektive epidemiologische Studie über die Entstehungsweise der Krampfadern bei Kindern und Jugendlichen. Phlebol Proktol 1989; 18: 3-11

Stemmer R: Die Varizenverödung. Ganzoni, St. Gallen 1988

Vanscheidt W, Schöpf E, Wokalek H, Glatt E, Wenz W: Paratibiale Fasziotomie bei Atrophie blanche. Phlebol Proktol 1989; 18: 40-2

Weber J, May R: Funktionelle Phlebologie. Thieme, Stuttgart, New York 1990

Wienert V, Willer H: Epidemiologie der Varizenerkrankungen. Schattauer, Stuttgart, New York 1992

Wuppermann T: Varizen, Ulcus cruris und Thrombose. Springer, Berlin 1986

Bildnachweis

Abb.1: Hippokrates. Illustrierte Geschichte der Medizin, Bd. IX. Andreas u. Andreas, Salzburg 1980

Abb. 2: Celsus. Illustrierte Geschichte der Medizin, Bd. IX. Andreas und Andreas, Salzburg 1980

Stichwortverzeichnis

GPSR Compliance

The European Union's (EU) General Product Safety Regulation (GPSR) is a set of rules that requires consumer products to be safe and our obligations to ensure this.

If you have any concerns about our products, you can contact us on ProductSafety@springernature.com

In case Publisher is established outside the EU, the EU authorized representative is:

Springer Nature Customer Service Center GmbH
Europaplatz 3
69115 Heidelberg, Germany

The manufacturer's authorised representative in the EU is Springer
Nature Customer Service Centre GmbH, Europaplatz 3, 69115 Heidelberg,
Germany. If you have any concerns regarding our products, please
contact ProductSafety@springernature.com

Printed and bound by CPI Group (UK) Ltd, Croydon, CR0 4YY

23/04/2026

02095659-0001